临床护理技术与人文关怀

主编　唐向芹　等

吉林科学技术出版社

图书在版编目（CIP）数据

临床护理技术与人文关怀 / 唐向芹等主编. -- 长春：
吉林科学技术出版社，2021.8
ISBN 978-7-5578-8227-3

Ⅰ．①临… Ⅱ．①唐… Ⅲ．①护理学②医学伦理学
Ⅳ．①R47②R-052

中国版本图书馆CIP数据核字(2021)第116863号

临床护理技术与人文关怀

主　　编	唐向芹　等
出 版 人	宛　霞
责任编辑	许晶刚
助理编辑	陈绘新
封面设计	德扬图书
制　　版	济南新广达图文快印有限公司
幅面尺寸	185mm×260mm
开　　本	16
字　　数	139 千字
印　　张	5.875
印　　数	1-1500 册
版　　次	2021年8月第1版
印　　次	2022年5月第2次印刷

出　　版	吉林科学技术出版社
发　　行	吉林科学技术出版社
地　　址	长春市福祉大路5788号
邮　　编	130118
发行部电话/传真	0431-81629529 81629530 81629531 81629532 81629533 81629534
储运部电话	0431-86059116
编辑部电话	0431-81629518
印　　刷	保定市铭泰达印刷有限公司

书　　号	ISBN 978-7-5578-8227-3
定　　价	50.00元

编 委 会

范随菊　　山东第一医科大学第二附属医院(原泰山医学院附属医院)
林志平　　中国人民解放军联勤保障部队第九六七医院旅顺口医疗区
周　倩　　中国人民解放军北部战区总医院
单　宇　　中国人民解放军联勤保障部队第九六七医院
赵思怡　　中国人民解放军联勤保障部队第九六七医院旅顺口医疗区
胡一平　　中国人民解放军北部战区总医院
胡　静　　新疆医科大学第一附属医院
段　然　　成都医学院第一附属医院
夏春芳　　中国人民解放军总医院第五医学中心(南院区)
徐　娜　　济南市第四人民医院
郭春花　　中国人民解放军海军青岛特勤疗养中心
唐向芹　　济宁市第一人民医院
陶媛媛　　锦州医科大学附属第三医院
黄立滨　　东营市人民医院
盛彩华　　中南大学湘雅二医院
葛继辉　　锦州医科大学附属第三医院
雷　军　　中南大学湘雅二医院
管袁夏子　山东省肿瘤医院
谭艳玲　　中国人民解放军联勤保障部队第九二一医院
潘易飞　　哈尔滨医科大学附属第一医院
潘　霞　　西南医科大学附属中医医院

前　　言

随着社会的发展，人们对护理质量的要求日益提高，其中包括优质的护理服务和高超的护理技术。在此背景下，重点发展专科护理是护理质量与社会需求同步递增的一种必然趋势。虽然与发达国家相比，我国专科护理建设起步较晚，但近几年国内专科护理的发展日新月异，专科护理技术已逐步向国际化接轨。本编委会鉴于近年来护理学的进展，在循证护理思想的指导下，借鉴国内外先进的护理技术，且结合自身多年临床护理经验，编写了此书。对普及专科护理技能，有效解决专科疑难问题，实现护士职业价值、促进护理学科发展具有积极的意义。

本书共分为三章，内容包括：基础护理、急诊护理、神经系统疾病护理。

本书针对每个涉及的疾病都进行了详细叙述，包括疾病的介绍、护理评估、护理要点、护理目标、护理问题、护理措施、操作规范、注意事项以及对患者的健康教育等，内容丰富，重点强调临床实用价值。

本书在编写过程中，借鉴了诸多护理相关临床书籍与资料文献，在此表示衷心的感谢。由于本编委会人员均处在一线护理临床工作中，加上编写时间仓促，故书中难免有错误及不足之处，恳请广大读者批评指正，以便更好地总结经验，从而达到共同进步、提高临床护理水平的目的。

《临床护理技术与人文关怀》编委会

2021 年 8 月

目　　录

第一章　基础护理

第一节　给药

一、给药的基本知识

药物在预防、诊断和治疗疾病中具有重要的作用,药物治疗(药疗)是最普遍的一种治疗护理措施。其目的是治疗疾病、预防疾病、减轻症状、协助诊断、维持机体正常的生理功能。护士是药物治疗的实施者,也是药疗的监护者,在给药过程中扮演着非常重要的角色。为确保每一位患者能合理、准确、安全、有效地用药,护士必须了解患者的用药史及药物的药理知识,掌握正确的给药方法和操作技能,及时、正确地对患者用药后的疗效和反应做出评价,指导患者合理用药,从而达到最佳药物治疗效果。

(一)药物的种类、领取和保管

护理工作者在给药的过程中要熟悉药物的药理学知识,还需掌握药物的领取与保管方法、给药的途径、次数和时间,严格遵守药疗原则,对患者实施全面、安全的用药护理,达到药物治疗的最佳效果。

1.药物的种类

(1)内服药:分为固体剂型和液体剂型。其中固体剂型有片剂、丸剂、散剂、胶囊、粉剂及纸型等;液体剂型有溶液、合剂、酊剂等。

(2)注射剂:有水剂、溶液、油剂、混悬液、结晶及粉剂等。

(3)外用药:有软膏、溶液、酊剂、粉剂、搽剂、洗剂、滴剂、栓剂和涂膜剂等。

(4)新剂型:有粘贴敷片、植入慢溶药片、胰岛素泵等。

2.药物的领取　门诊患者按医生处方在门诊药房自行领取药物;住院患者一般遵循由护士凭医生处方领取药物的原则。

(1)病区设有药柜,应备有一定数目的常用药物,由专人负责保管,根据消耗量,定期到药房领取、补充,方便病区内正常使用。

(2)病区配备有固定数目的剧毒药和麻醉药,使用后应凭医生处方和空安瓿领取补充。

(3)患者使用的贵重药物和特殊药物由医生开具处方,护士领取后患者使用。

(4)患者日常口服药,一般根据医嘱由中心药房负责核对、配药,病区护士负责领取,经再次核对后发药。

3.药物的保管

(1)药柜管理:药柜应放置于通风、干燥、光线明亮处,并避免阳光直射,由专人负责,保持整洁,定期检查药品质量,以确保用药安全。

(2)分类放置:药物按内服、外用、注射、剧毒等分类放置,并根据有效期先后顺序保管和有计划地使用,以防失效。剧毒药、麻醉药和贵重药标记明显,加锁保管,专人负责,使用专用本登记,并实行严格交班制度。患者专用的特殊药物,应注明床号、姓名,单独存放。

(3)标签明确:药瓶标签完好、字迹清晰,标明药物名称(中文、外文对照)、浓度、剂量和规格。内服药标签为蓝色边,外用药为红色边,剧毒药和麻醉药为黑色边。标签脱落或辨认不清,要及时更换,粘贴新标签。

(4)定期检查:药物要定期检查以确保药品质量,做到安全用药。凡药品没有标签或标签模糊不清、有效期已过、变质、变色、混浊、霉变、沉淀、异味和潮解等,均不能使用。

(5)妥善保管:根据药物不同性质、分类妥善保存药品,避免药物变质影响疗效。

1)易挥发、潮解、风化的药物:如乙醇、过氧乙酸、碘酊、酵母片和糖衣片等,应装在密封的瓶内,用后注意盖紧瓶盖。

2)易燃、易爆的药物:如环氧乙烷、乙醚、乙醇等,应密闭单独存放,远离明火,置于通风、阴凉低温处,以防发生意外。

3)易氧化和遇光变质的药物:如维生素 C、氨茶碱、盐酸肾上腺素等,应装在深色密闭带盖瓶中,或放在黑纸遮盖的盒内。要避光保存,放置于阴凉处。

4)易被热破坏的药物:如疫苗、抗毒血清、肝素、免疫球蛋白、白蛋白等生物制剂,青霉素皮试液及抗生素,须放置于干燥、阴凉(20 ℃)处或冷藏于 2～10 ℃的冰箱内保存。

5)易过期的药物:如各种抗生素、胰岛素等,应按有效期先后有计划地使用,避免因药物过期造成浪费。

6)患者个人专用药:应单独存放,并注明床号和姓名。

(二)药疗原则

1.根据医嘱正确给药　给药是一项非独立性的护理操作,必须严格根据医嘱给药。给药过程中护士必须遵照医嘱执行,不得擅自更改。如对医嘱有疑问,应确认无误方可给药,避免盲目执行医嘱。发现给药错误,应及时报告医生,予以处理。护士应具有一定的药理知识,熟悉临床常用药物的药理作用、配伍禁忌、不良反应及处理方法,才能正确地按照医嘱给药。

2.严格执行查对制度

(1)三查:操作前查、操作中查、操作后查。

(2)八对:对床号、姓名、药名、浓度、剂量、用法、时间和药物的有效期。

(3)严格检查药物质量:保证药品不变质,药物均在有效期内。

3.安全正确给药

(1)做到五准确:将准确的药物、按准确的剂量、用准确的方法、在准确的时间、给准确的患者。

(2)准备好的药物要及时分发使用,避免药物污染或药效降低。给药前向患者做好解释,并指导患者用药。

(3)按需进行药物过敏试验,对容易引起过敏的药物,使用前应询问患者过敏史、用药史、家族史。药物过敏试验结果阴性才能使用,用药过程中要密切观察病情变化。

(4)两种或两种以上药物同时使用时,要注意药物配伍禁忌,避免发生药源性疾病。

4.密切观察用药反应　护士在用药过程中,应积极监测患者的病情变化,密切观察用药后疗效和不良反应,做好记录。

5.用药指导　给药前先向患者作好解释工作,取得患者的同意后方可用药。根据药物性质给予患者用药指导,提高患者的合理用药能力,增强患者科学用药意识及自我保护意识。

(三)给药的途径

给药的途径是根据药物的性质、剂型、机体组织对药物的吸收情况和用药目的的不同而决定,药物在使用时选择最适宜的给药途径与方法,才能取得最佳的治疗效果。

1.给药途径　常用的给药途径包括:口服、吸入、舌下含化、皮肤外敷、直肠给药及注射(皮内、皮下、肌内、静脉和动脉注射)。

2.给药途径与吸收速度　常用的给药途径除静脉、动脉注射药物直接进入血液系统外，其他给药途径药物均有一个吸收过程。吸收速度由快至慢的顺序是：静脉注射＞吸入＞舌下含化＞肌内注射＞皮下注射＞直肠给药＞口服＞皮肤外敷。

（四）给药的次数和时间

给药的次数和时间取决于药物的半衰期、药物的特性和人体的生理节奏。为了维持药物在血液中的有效浓度，提高药物的疗效，发挥药物的治疗作用，综合用药的目的、药物的性质和药物半衰期，应根据个体情况合理安排给药次数与时间。医院常用给药时间外文缩写及中文译意见表 1-1，医院常用给药频率与时间安排见表 1-2。

表 1-1　医院常用给药时间外文缩写及中文译意

外文缩写	中文译意	外文缩写	中文译意
qh	每 1 小时 1 次	12 mn	午夜 12 点
q2h	每 2 小时 1 次	ac	饭前
q4h	每 4 小时 1 次	pc	饭后
q6h	每 6 小时 1 次	hs	睡前
qd	每日 1 次	St	立即
bid	每日 2 次	DC	停止
tid	每日 3 次	po	口服
qid	每日 4 次	ID	皮内注射
qod	隔日 1 次	H	皮下注射
biw	每周 2 次	IM/im	肌内注射
qm	每晨 1 次	IV/iv	静脉注射
qn	每晚 1 次	ivgtt	静脉滴注
am	上午	OD	右眼
pm	下午	OS	左眼
12n	中午 12 点	OU	双眼
AD	右耳	gtt	滴
AS	左耳	sos	需要时（长期）
AU	双耳	prn	必要时（临时）
aa	各		

表 1-2　医院常用给药频率与时间安排

给药频率缩写	给药时间安排
qm	6:00
qd	8:00
bid	8:00,16:00
tid	8:00,12:00,16:00
qid	8:00,12:00,16:00,20:00
q2h	6:00,8:00,10:00,12:00,14:00,16:00,18:00,20:00,22:00……
q3h	6:00,9:00,12:00,15:00,18:00,21:00……
q4h	8:00,12:00,16:00,20:00……
q6h	8:00,14:00,20:00,2:00,4:00
qn	20:00

二、口服给药法

口服给药法（administering oral medications）是药物疗法最常采用的给药方式，药物经胃肠道黏膜吸收后进入血液循环发挥局部或全身治疗作用,达到防治和诊断疾病的目的。口服给药法的方式简便,不直接损伤皮肤或黏膜,药品生产成本较低、价格相对较低廉,故能口服给药者不首选注射给药。但口服给药吸收较慢且不规则,药效易受胃肠功能及胃肠内容物的影响,所以对意识不清、昏迷、呕吐或禁食患者不宜采用。某些药物会对胃肠产生不良刺激作用,如青霉素、胰岛素口服易被破坏而失效,只能注射给药。

(一)给药方法

1.目的　按照医嘱正确为患者实施口服给药并观察药物作用,达到减轻症状、治疗疾病、维持正常生理功能、协助诊断和预防疾病的目的。

2.评估

(1)患者年龄、性别、体重、病情、用药史、过敏史、治疗情况和肝肾功能。

(2)患者意识状态、合作程度与遵医行为,对治疗的态度、有无药物依赖及相关药物知识等。

(3)患者有无吞咽困难、呕吐,口腔与食管有无疾病。

(4)患者对服药的心理反应。

3.计划

(1)护士准备:着装整洁,洗手,剪指甲,戴口罩。

(2)用物准备

1)发药车上层:服药本、小药卡、药盘、药杯、药匙、量杯、滴管、研钵、药物、饮水管、包药纸、纱布、治疗巾、小水壶(盛温开水)等。

2)发药车下层:生活垃圾桶、医用垃圾桶、消毒液浸泡桶等。

(3)患者准备:了解所用药物的性质、作用和不良反应,能配合口服用药。

(4)环境准备:环境清洁、光线充足、安静、舒适及安全。

4.实施　见表1-3。

表1-3　口服给药法

操作流程	流程说明	操作要点
▲备药		
1.备物核对	核对医嘱、服药本和小药卡、将小药卡按床号顺序插入药盘内,准备好药杯与药物	• 严格遵守"三查八对"制度
2.正确配药	(1)核对服药本、小药卡准确无误后配药	• 配完一位患者药物,再配另一位患者
	(2)根据药物剂型的不同,采用不同的取药、配药方法	• 先配固体药物,再配水剂或油剂物
	(3)固体药:用药匙取药。粉剂、含化片用纸包好,放入药杯内	
	(4)液体药:用量杯取。应先摇匀药液,打开瓶盖,一手持量杯,将拇指置于所需的刻度,并使其刻度与视线平;另一手持药瓶(标签放于手心),倒药液至所需刻度处,再将药液倒入药杯内。倒毕,用湿纱布擦净瓶口,盖好瓶盖放回原处。如更换药液品种,需先洗净量杯后再用,同时服用几种药液者,应分开盛放	
	(5)油剂:盛药前药杯内应倒入少许温开水	• 以免药液黏杯
	(6)按滴计算的药液或药量不足1 mL:用滴管吸药,滴药时滴管应倾斜,使剂量准确。1 mL按15滴计算	

(续表)

操作流程	流程说明	操作要点
3.再次核对	配药完毕将药物、服药卡、医嘱本重新核对,盖治疗巾	·确保准确无误
4.整理用物	整理、清洁用物,洗手	
▲发药		
1.核对解释	护士携用物至患者床旁,核对床号、姓名、药名、浓度、剂量、用法、时间。解释操作目的和配合要点	·确保用药安全,减轻不良反应,取得患者的配合
2.依次发药	按照床号顺序发放药物,并嘱咐注意事项	·同一位患者的药物一次取出发药,以免发错、遗漏。更换药物或停药时,要及时告知患者 ·患者提出疑问,要重新核对无误后发药 ·患者不在病室或暂时外出不能服药时,要将药物带回保管,适时再发或交班
3.协助服药	(1)能自行服药者,为患者倒水,确认服下后方可离开;麻醉药、抗肿瘤药、催眠药服后要注意观察 (2)不能自行服药的危重患者应喂服,并确认患者服药	·鼻饲患者要将药物研碎,加水溶解后用注射器从胃管内注入,再用少量温开水冲净胃管
4.整理记录	(1)服药后收回药杯,再次核对,协助患者取舒适卧位 (2)药杯消毒备用(一次性药杯用后消毒→毁形→处理) (3)整理清洁用物,洗手,记录	·预防交叉感染

5.评价

(1)护士安全正确给药,患者了解了安全用药的知识,服药后达到了效果。

(2)护患沟通有效,患者满意,无差错和不良反应。

6.注意事项

(1)严格执行"三查八对"制度。

(2)准备药物时,一个患者的药配好后,再配第二个患者的药,以免混淆。先备固体药,然后备水剂与油剂药。

(3)发药前收集患者资料:患者不在或因故暂不能服药时,应将药物带回保管,并交班;如因特殊检查或行手术而禁食者,暂不发药,并做好交班。

(4)发药时每位患者的所有药物应一次取离药盘,不同患者的药物不可同时取出,以免出错。

(5)认真听取患者的意见:如患者提出疑问,应重新核对无误后再给患者服下;如更换或停止药物,应及时告诉患者;发药后应交代服药注意事项,观察患者服药后的反应及疗效,保证患者用药安全。

(6)如患者同时服用多种药物应注意有无配伍禁忌。

(二)安全给药指导

指导患者合理用药、安全用药和有效用药,是临床护士非常重要的工作之一。

1.一般药物用药指导

(1)口服药物用温开水吞服,不宜用茶水、牛奶及果汁等。

(2)缓释片、肠溶片、胶囊等吞服时不可嚼碎。

(3)舌下含片应放置于舌下或两颊与牙齿之间溶化。

（4）对慢性病或出院后需要继续服药的患者，应让其了解有关药物知识和服药注意事项，配合药物治疗，减轻不良反应。

2.特殊药物用药指导

（1）健胃药以及增进食欲的药物，宜饭前服用。因其可刺激舌味觉感受器，使胃液分泌增多，增进食欲。

（2）帮助消化类药物和对胃黏膜有刺激的药物应饭后服，便于药物与食物混合，有助于消化或减少对胃黏膜的刺激。

（3）服用强心苷类药物前需监测脉率（心率）和脉律（心律），如脉率低于60次/分或心律异常，要立即停止服药并报告医生。

（4）对牙齿有腐蚀性的或易使牙齿染色的药物，如酸类、铁剂等，应避免与牙齿接触，采用饮水管吸入药液，服药后立即漱口。

（5）止咳糖浆对呼吸道黏膜有安抚作用，服后不宜立即饮水，以免冲淡药液，降低药效；同时服用多种药物时，止咳糖浆要最后服用。

（6）磺胺类药物和退热药物服后要多饮水，前者药物是由肾脏排出，为避免尿少析出结晶而堵塞肾小管；后者主要是起发汗降温作用，多饮水有利于增加疗效。

（7）服用利尿剂时，需记录尿量观察药效。

（8）抗生素类药物要准时服药，保持药物的有效血液浓度。

（9）服药期间不宜饮酒及酒类饮料。

三、雾化吸入疗法

雾化吸入法（nebulization）是用雾化装置将药液分散成细小的雾滴以气雾状喷出，经鼻或口吸入达到治疗效果的给药方法。雾化吸入时，药物可直接作用于呼吸道局部，对呼吸道疾病疗效快，在临床应用较为广泛。常用的方法有超声雾化吸入法、氧气吸入法、手压式雾化吸入法。

（一）超声雾化吸入法

超声雾化吸入法（ultrasonic nehulization）是应用超声波声能，将药液变成细微的气雾，由呼吸道吸入，达到治疗目的。其特点是雾量大小可以调节，雾滴均匀，可达鼻、咽、喉、上部气道或支气管。

1.超声雾化器的基本结构　超声雾化器是由超声波发生器、水槽、晶体换能器、雾化罐、透声膜、螺纹管和口含嘴或面罩组成。

2.作用原理　超声波发生器通电后输出高频电能，电能通过水槽底部晶体换能器发生超声波声能，声能振动并透过透声膜作用于罐底的液体，使液体表面张力和惯性受到破坏，成为微细雾滴喷出，通过螺纹管随患者深而慢的吸气而进入呼吸道，达到治疗疾病的目的。

3.作用特点　雾化器的特点是雾量大小可以调节，雾滴小而均匀，药液随着深而慢的吸气可被吸入到终末支气管及肺泡。因雾化器电子部分产热，能对雾化液轻度加温，使患者吸入气雾感到舒适。

4.常用药物及其应用

（1）控制呼吸道感染、消除炎症：常用庆大霉素、卡那霉素等抗生素。

（2）解除支气管痉挛：常用氨茶碱、沙丁胺醇等。

（3）稀化痰液、帮助祛痰：常用糜蛋白酶等。

（4）减轻呼吸道水肿：常用地塞米松等。

5. 目的

（1）湿化气道：常用于呼吸道湿化不足、痰液黏稠、气道不畅的患者。

（2）预防呼吸道感染：常用于胸部手术前后的患者。

（3）改善通气功能：解除支气管痉挛，保持呼吸道通畅。常用于支气管哮喘等患者。

（4）控制呼吸道感染：解除炎症，减轻呼吸道黏膜水肿，稀释痰液，帮助祛痰。常用于咽喉炎、支气管扩张、肺炎、肺脓肿、肺结核等患者。

（5）治疗肺癌：间歇吸入抗癌药物治疗肺癌。

6. 评估

（1）患者的病情、治疗用药情况。

（2）患者的呼吸道情况，如呼吸道是否通畅、有无感染、有无支气管痉挛、黏膜水肿、痰液等。

（3）患者面部及口腔黏膜情况，如有无感染、溃疡等。

（4）患者的意识状态、自理能力、心理状态及对雾化给药的认知及合作程度。

7. 计划

（1）护士准备：着装整洁，洗手，戴口罩。

（2）用物准备：治疗车上放超声雾化吸入器一套，治疗盘内放置药液、冷蒸馏水、水温计、50 mL 注射器、弯盘、纸巾等。

（3）患者准备：患者和家属了解雾化吸入的目的、意义、过程和注意事项，能配合采取坐位、半坐卧位或侧卧位。

（4）环境准备：整洁、安静、舒适、安全、室内温湿度适宜。

8. 实施　见表1-4。

表1-4　超声波雾化吸入法操作规程

操作流程	流程说明	操作要点
1. 检查设备	检查超声雾化吸入器	• 确保设备功能正常
2. 连接装置	将雾化器的主机与各附件连接，选择口含嘴	• 检查雾化器各部件完好，无松动、脱落现象
3. 水槽加水	水槽内加入冷蒸馏水 250 mL，水量应浸没雾化罐底部的透声膜	• 水槽内不可加温水或热水，水槽无水时不可开机，以免损坏机器
4. 罐内加药	将药液稀释至30～50 mL加入雾化罐内，将雾化罐放入水槽，盖紧水槽盖	• 检查有无漏液
5. 核对解释	携药物至床旁，核对患者，解释目的，协助患者取舒适卧位，漱口	• 严格执行查对制度，防止差错
6. 开机调节	接通电源，打开电源开关，预热 3～5 min，再打开雾化开关，调节雾量，设定时间	• 根据需要调节雾量大小，一般雾化时间为15～20 min
7. 雾化吸入	当气雾喷出时，将口含嘴或面罩放入患者口中，紧闭口唇深呼吸，进行雾化吸入	• 嘱患者进行深而慢的呼吸，使气雾吸入呼吸道深部
8. 巡视观察	观察患者治疗和装置情况	• 若水槽内水温超过 50 ℃或水量不足应关机，更换或加入冷蒸馏水
9. 结束治疗	治疗完毕，取下口含嘴，关雾化开关，再关电源开关	• 连续使用需间隔 30 min

(续表)

操作流程	流程说明	操作要点
10.整理记录	(1)协助患者清洁口腔,擦干患者面部,安置舒适卧位	·防止交叉感染
	(2)放掉水槽内的水并擦干,雾化罐、螺纹管、口含嘴浸泡于消毒液内	·浸泡1 h后,再洗净晾干备用
	(3)洗手、记录	·记录执行时间和患者反应

9.评价

(1)护士操作熟练,护患沟通有效,患者满意。

(2)患者呼吸道炎症消除或减轻,痰液能顺利咳出。

10.注意事项

(1)治疗前检查机器各部件,确保性能良好,连接正确,机器各部件的型号一致。

(2)水槽底部晶体换能器和雾化罐底部的透声膜薄而脆,安放时动作要轻,以免破损。

(3)水槽和雾化罐内切忌加温水或热水,连续使用时应间歇30 min,使用中注意测量水温,超出50 ℃时应关机换冷蒸馏水。

(4)治疗过程需加药液时,不必关机,直接从盖上小孔内添加药液即可。

(二)氧气雾化吸入法

氧气雾化吸入法(oxygen nebulization)是利用高速氧气气流使药液形成雾状,随吸气进入呼吸道而产生疗效。目前市售氧气雾化器(亦称射流式雾化器)有数种,基本构造及性能大致相同。其基本原理是借助高速气流通过毛细管并在管口产生负压,将药液由接邻的小管吸出,所吸出的药液又被毛细管口高速的气流撞击成细小的雾滴,成气雾喷出。

1.目的

(1)解除支气管痉挛,保持呼吸道通畅,改善通气功能。

(2)消除呼吸道炎症反应,稀释痰液,减轻黏膜水肿。

2.评估　同超声雾化吸入法。

3.计划

(1)护士准备:着装整洁,洗手,戴口罩。

(2)用物准备:氧气雾化吸入器1个、供氧装置(湿化瓶内勿装水),根据医嘱备药、弯盘、10 mL注射器、纸巾等。

(3)患者准备:患者和家属了解雾化吸入的目的、意义、过程和注意事项,能配合采取坐位、半坐卧位或侧卧位。

(4)环境准备:整洁、安静、舒适、安全、室内温湿度适宜、氧气放置安全和远离火源。

4.实施　见表1-5。

表1-5　氧气雾化吸入法操作规程

操作流程	流程说明	操作要点
1.准备用物	根据医嘱将药液稀释至5 mL注入雾化器内	·使用前检查雾化吸入器、氧气装置是否完好
2.核对解释	携药物至床旁,核对患者,解释目的,协助患者取舒适卧位,漱口	·严格执行查对制度,防止差错　教会患者正确使用氧气雾化吸入器
3.连接氧气	将雾化器进气口与氧气装置的输出口连接,调节氧流量6～8 L/min	·各部件连接紧密,无漏气

（续表）

操作流程	流程说明	操作要点
4.雾化吸入	嘱患者手持雾化器,将吸嘴放入口中,紧闭嘴唇深吸气,用鼻呼气,如此反复直至药液吸完	·雾化过程中,如患者感觉疲劳,可关闭氧气,休息片刻之后再继续吸入
5.巡视观察	观察患者治疗和装置情况	·操作中严禁烟火和易燃品
6.结束治疗	治疗完毕,取下雾化器,再关氧气开关	
7.整理记录	(1)协助患者清洁口腔,擦干患者面部,安置舒适卧位	
	(2)整理床单位、清理用物,温水冲洗雾化器,并浸泡消毒	·防止交叉感染
	(3)洗手、记录	·记录执行时间和患者反应

5.评价

（1）护士操作熟练,护患沟通有效,患者满意。

（2）患者呼吸道炎症消除或减轻,痰液能顺利咳出。

6.注意事项

（1）正确使用供氧装置,操作时严禁接触烟火和易燃品,注意用氧安全。雾化时氧流量不可过大,以免损坏雾化器。

（2）氧气湿化瓶内勿装水,以免湿化瓶内液体进入雾化器,使药液稀释而影响疗效。

（3）雾化过程中如患者感到疲劳,可关闭氧气停止雾化,适时再行吸入。

（三）手压式雾化吸入法

手压式雾化吸入法（hand pressure atomizing inhalation）是将药液预置于雾化器内的送雾气中,将雾化器倒置,利用其内腔形成的高压,用拇指按压雾化器顶部,药液便可从喷嘴射出,形成细微的气雾,作用于口腔及咽部气管、支气管黏膜,进而被局部吸收的治疗方法。适用于支气管哮喘和喘息性支气管炎的对症治疗。

1.目的 通过吸入药物以改善通气功能,解除支气管痉挛。主要用于支气管哮喘、喘息型支气管炎的对症治疗。

2.评估 同超声雾化吸入法。

3.计划

（1）护士准备:着装整洁,洗手,戴口罩。

（2）用物准备:手压式雾化器1个、弯盘,根据医嘱备药。

（3）患者准备:患者和家属了解雾化吸入的目的、意义、过程和注意事项,能配合采取坐位、半坐卧位或侧卧位。

（4）环境准备:整洁、安静、舒适、安全、室内温湿度适宜。

4.实施 见表1-6。

表1-6 手压式雾化吸入法操作规程

操作流程	流程说明	操作要点
1.准备用物	根据医嘱准备手压式雾化器(内含药物)	·使用前检查雾化吸入器是否完好
2.核对解释	携药物至床旁,核对患者,解释目的,协助患者取舒适卧位,摇匀药液	·严格执行查对制度,防止差错 教会患者正确使用手压式雾化吸入器
3.雾化吸入	(1)将雾化器倒置,接口端放入双唇间,平静呼气	·紧闭嘴唇

操作流程	流程说明	操作要点
3.雾化吸入	(2)吸气时开始按压气雾瓶顶部,使之喷药,深吸气、屏气、呼气,反复1~2次	·尽可能延长屏气时间(最好能维持10s左右),然后呼气
4.结束雾化	治疗完毕,取下雾化器	
5.整理记录	(1)协助患者清洁口腔,擦干患者面部,安置舒适卧位	·雾化器使用后放在阴凉处
	(2)洗手、记录	·记录执行时间和患者反应

5.注意事项

(1)使用雾化器之前应检查雾化器各部件是否完好,有无松动、脱落等异常情况。雾化器使用后应放置在阴凉处保存,塑料外壳要定期清洁。

(2)嘱深吸气时药液经口腔吸入,尽量延长屏气时间,然后再呼气,提高治疗效果。

(3)每次按压1~2喷,两次之间的间隔时间不少于3~4 h。

四、注射给药法

注射法(injection)是将无菌的药液或生物制剂注射入体内,达到预防、诊断、治疗疾病目的的一种给药方法。注射给药吸收快,血药浓度迅速升高,能较快地发挥作用。适用于需要药物迅速发生作用,或因各种原因不能经口服给药的患者。但注射法会给组织造成一定的创伤,可引起疼痛或潜在并发症。常用注射法根据针头刺入的组织不同分为皮内注射、皮下注射、肌内注射、静脉注射及动脉注射,在进行各种注射时必须遵循注射原则。

(一)注射原则

1.严格执行查对制度

(1)严格执行"三查八对"制度,确保用药安全。

(2)严格检查药物质量,发现药液混浊、沉淀、变质、变色、过期或安瓿有裂痕等现象,则不可使用;如同时注射多种药物,应查对药物有无配伍禁忌。

2.严格遵守无菌操作原则

(1)环境整洁安静,符合无菌操作的要求。

(2)注射前护士必须修剪指甲、洗手、戴口罩,保持衣帽整洁;注射前后护士应洗手。

(3)按要求进行注射部位的皮肤消毒,并保持无菌。皮肤常规消毒方法:用无菌棉签蘸取2％碘酊,以注射点为中心向外螺旋式旋转涂擦,直径在5 cm以上,待干后,用75％乙醇以同法脱碘,待乙醇挥发后即可注射;或用0.5％碘伏或安尔碘以同法涂擦消毒两遍,无需脱碘。

(4)注射器空筒的内壁、活塞、乳头和针头的针梗、针尖、针栓内壁必须保持无菌。

3.选择合适的注射器和针头　根据药液量、黏稠度和刺激性的强弱以及给药途径选择注射器和针头。注射器应完整无损、不漏气;针头锐利、无钩、无弯曲、型号合适;注射器和针头衔接必须紧密。一次性注射器包装须密封,且在有效期内。

4.选择合适的注射部位　选择注射部位应避开神经和血管(动、静脉注射除外),注射部位皮肤应无炎症、化脓、感染、硬结、瘢痕及皮肤病,需长期注射的患者应经常更换注射部位。

5.药液应现配现用　注射药液要在规定的时间前抽吸,并及时注射,以防药物效价降低或被污染。

6.**注射前排尽空气** 注射前应排尽注射器内空气,尤其是动、静脉注射时,以防空气进入血管内形成空气栓塞,但排气时防止浪费药液。

7.**掌握合适的进针角度和深度** 各种注射法分别有不同的进针角度和深度要求,进针时不可把针梗全部刺入注射部位。

8.**检查回血缓慢推药** 进针后和注射前,抽动注射器活塞检查有无回血。皮下及肌内注射时无回血才能注药,静脉注射须见到回血才能推药。

9.**应用无痛注射技术**

(1)做好解释工作,消除患者的思想顾虑,分散患者注意力。

(2)协助患者采取合适体位,使肌肉放松。

(3)注射时做到"两快一慢伴匀速",即进针快、拔针快、推药速度缓慢且均匀。

(4)刺激性强的药液应选择长针头、深注射。

(5)同时注射多种药液时,先注射无刺激性或刺激性小的药液,后注入有刺激性或刺激性大的药液。

10.**严格执行消毒隔离制度** 注射时做到一人一套无菌物品,避免交叉感染,包括注射器、针头、止血带、小棉枕。所用物品须按消毒隔离制度处理,对一次性物品应按规定处理,不可随意丢弃。

(二)注射用物

1.**注射盘** 注射盘内放有无菌镊(钳)、皮肤消毒液、无菌棉签、弯盘、砂轮、无菌纱布、启瓶器、小棉枕等。

2.**注射器及针头**

(1)注射器:注射器由空筒和活塞两部分组成,活塞由活塞体、活塞轴和活塞柄三部分构成,空筒前端为乳头,空筒表面标有容量刻度。注射器规格有 1 mL、2 mL、5 mL、10 mL、20 mL、30 mL、50 mL 和 100 mL。

(2)针头:针头由针尖、针梗、针栓三部分构成。常用的针头型号有 4、$4\frac{1}{2}$、5、$5\frac{1}{2}$、6、$6\frac{1}{2}$、7、8、9 号等数种。

3.**注射药物** 按医嘱准备。

4.**注射本或注射卡** 根据医嘱准备注射本或注射卡,作为注射给药的依据。

5.**治疗车** 治疗车上层另准备手消毒液,下层准备生活垃圾桶、医用垃圾桶和锐器回收盒。

(三)药液抽吸法

药液抽吸应严格按照无菌操作原则和查对制度进行。药液抽吸包括安瓿内抽吸药液和自密封瓶内抽吸药液。

1.**目的** 遵医嘱准确进行药液抽吸,为各种注射做准备。

2.**评估** 给药目的、药物性能及给药方法。

3.**计划**

(1)护士准备:着装整洁,剪指甲,洗手,戴口罩。

(2)用物准备:按医嘱备药,注射盘(盘内放有无菌镊(钳)、皮肤消毒液、无菌棉签、弯盘、砂轮、无菌纱布、启瓶器)、注射卡,根据注射方法选择合适的注射器和针头。

(3)环境准备:清洁、光线充足,符合无菌操作的基本要求。

4.实施　见表1-7。

表1-7　药液抽吸法操作规程

操作流程	流程说明	操作要点
1.核查药物	与注射卡核对药物名称,检查药物质量及有效期	• 严格执行"三查八对"制度,防止差错
2.药液抽吸		
▲自安瓿内抽吸药液	(1)轻弹安瓿顶端,将药液弹至体部,用消毒砂轮在安瓿颈部划一锯痕,用消毒棉签消毒安瓿及拭去玻璃细屑,用无菌纱布或棉球按住颈部,折断安瓿 (2)检查并取出注射器和针头,调整针头斜面向下,并放入安瓿内的液面下抽动活塞,吸取药液	• 安瓿颈部如有蓝点标记,无需用砂轮划痕,消毒后直接折断安瓿 • 注射器和针头衔接要紧密 • 吸药时手不能握住活塞体部,只能持活塞轴和活塞柄,不可触及活塞体部,防止污染药液 • 针头在进入或取出安瓿时,不可触及安瓿口外缘
▲自密封瓶内抽吸药液	(1)用启瓶器去除密封瓶铝盖中心部分,消毒瓶塞及周围,待干,检查注射器后向瓶内注入与所需药液等量空气 (2)倒转药瓶使针头斜面在液面下,吸取所需药液量,以示指固定针栓,拔出针头	• 使密封瓶内压力增加,避免形成负压,利于吸药 • 吸取结晶和粉剂药物时,先用生理盐水或专用溶媒,充分溶解药物再吸取 • 混悬液摇匀后立即吸取 • 油剂可稍加温或两手对搓(药物易被热破坏者除外)后,用粗针头吸取
3.排尽空气	将针头垂直向上,先回抽活塞使针头内的药液流入注射器内,并使气泡集中在乳头根部,轻推活塞,排出气体	• 排气时示指固定针栓,不可触及针梗和针尖 • 在注射器底部的气体,可振动注射器使气体向上飘移至乳头根部排出
4.保持无菌	将安瓿或者密封瓶套在针梗上,再次核对后放于铺有无菌巾的无菌盘内备用	• 保持无菌状态,避免污染
5.处理用物	处理用物,洗手	

5.注意事项

(1)严格执行无菌操作原则和查对制度。

(2)折断安瓿时应避免用力过大而捏碎安瓿上端。自安瓿内吸药时,安瓿的倾斜度不可过大,以免药液流出。抽吸药液时手只能触及活塞轴和活塞柄,不能触及活塞体;针头只能触及针栓,不能触及针梗和针尖;不可将针栓插入安瓿内,以防污染药液。

(3)抽尽药液的空安瓿或药瓶不要立即丢掉,暂时放于一边,以便查对。

(4)自密封瓶内抽吸药液时注射器刻度应朝向操作者,针尖斜面在液面以下,以免吸入空气,影响药液的准确性。

(四)常用注射法

1.皮内注射法　皮内注射法(intradermic injection,ID)是将小量药液或生物制品注入患者的表皮与真皮之间的方法。

(1)目的

1)各种药物过敏试验,以观察有无过敏反应。

2)预防接种,如卡介苗接种。

3)局部麻醉的先驱步骤。

（2）评估

1）患者病情、治疗情况、意识状态、用药史、家族史和过敏史等。

2）患者的心理状态、对用药的认知及合作程度。

3）患者注射部位的皮肤状况。

（3）计划

1）护士准备：着装整洁，洗手，戴口罩，熟识药物的用法和药理作用，询问患者的药物过敏史。

2）用物准备

①治疗车上层：洗手液、注射盘内用物，另加 1 mL 注射器、4～5 号针头、按医嘱备药液、注射卡，做药物过敏试验需另备 0.1 ％盐酸肾上腺素、2 mL 或 5 mL 注射器；

②治疗车下层：生活垃圾桶、医用垃圾桶、锐器回收盒。

3）患者准备：明确操作目的，了解操作过程，能配合操作；药物过敏试验选择前臂掌侧下段，因该处皮肤较薄，易于注射，且皮色较淡，如有局部反应易于辨认；卡介苗接种部位常选择上臂三角肌下缘。

4）环境准备：清洁、光线充足，符合无菌操作的基本要求，必要时遮挡患者。

（4）实施：见表 1-8。

表 1-8　皮内注射法（以药物过敏试验为例）

操作流程	流程说明	操作要点
1.核对解释	携用物至床旁，核对床号、姓名，向患者及家属解释，使其明确操作目的	· 操作前查对
2.询问三史	用药史、家族史和过敏史，根据医嘱备药	· 确保无过敏史后方可做过敏试验
3.定位消毒	（1）选择注射部位，观察注射部位皮肤情况	· 禁止在皮肤有疤痕、感染等部位进针
	（2）用 75 ％乙醇消毒皮肤，待干	· 忌用碘剂消毒，以免影响对过敏反应结果的判断
4.注前核对	再次核对药液，排尽注射器内空气	· 操作中查对
5.进针注药	（1）一手绷紧注射部位皮肤，另一手持注射器，示指固定针栓，注射器的刻度与针尖斜面朝上，与皮肤呈 5°角进针	· 确保药液进入表皮和真皮之间
	（2）将针尖斜面完全刺入皮内后，放平注射器，一手拇指固定针栓，另一手轻推药液 0.1 mL，使局部隆起呈半球状皮丘，局部皮肤变白并显露毛孔	· 两手协调防止针头脱落，保证注入计量准确
6.快速拔针	注射完毕，迅速拔出针头，看表计时	· 防止皮丘消失影响药效，拔针后勿按压针眼
7.再次核对	再次核对，交代注意事项，随时呼叫	· 操作后检查
8.整理记录	协助患者取舒适体位，处理用物 洗手、记录	· 20 min 后观察皮试结果，记录

（5）评价

1）患者满意，舒适、安全，无不良反应。

2）护士操作规范，流程熟练，严格遵守无菌操作原则和查对制度。

3）护患沟通有效，患者合作，知道注射的目的和意义。

（6）注意事项

1）严格执行查对制度和无菌操作制度。

2）做药物过敏试验前，护士应详细询问患者的用药史、过敏史及家族史，如患者对需要注射的药物有过敏史,则不可作皮试,应及时与医生联系,更换其他药物。

3)做药物过敏试验消毒皮肤时忌用碘酊、碘伏,以免影响对局部反应的观察。

4)进针角度以针尖斜面能全部进入皮内为宜,进针角度过大易将药液注入皮下,影响结果的观察和判断。

5)在为患者做药物过敏试验前,要备好急救药品,以防发生意外。

6)药物过敏试验结果如为阳性反应,告知患者或家属,不能再用该种药物,并在"两单四卡"上记录。

2.皮下注射法 皮下注射法(hypodermic injection,HD)是将少量药液或生物制品注入皮下组织的方法,用于药物治疗、预防接种及局麻药注射。

(1)目的

1)需要在一定时间内产生药效,在药物不能或不宜经口服给药情况下,如胰岛素、肾上腺素、阿托品等的药物注射。

2)预防接种。

3)局部麻醉用药。

(2)评估

1)患者病情、治疗情况、意识状态等。

2)患者的心理状态、对用药的认知及合作程度。

3)患者肢体活动情况和注射部位的皮肤状况。

(3)计划

1)护士准备:护士着装整洁,洗手,戴口罩。

2)用物准备

①治疗车上层:洗手液、注射盘内用物,另加1~2 mL注射器、5~6号针头、注射卡,按医嘱备药液;

②治疗车下层:生活垃圾桶、医用垃圾桶、锐器回收盒。

3)患者准备:明确操作目的,了解操作过程,能配合操作。常用注射部位准备:上臂三角肌下缘、腹部、后背、大腿外侧及前侧。

4)环境准备:清洁、光线充足,符合无菌操作的基本要求。

(4)实施:见表1-9。

表1-9 皮下注射法

操作流程	流程说明	操作要点
1.核对解释	携用物至床旁,核对床号、姓名,向患者及家属解释,使其明确操作目的	·操作前查对
2.定位消毒	协助患者取舒适体位,选择注射部位,观察注射部位皮肤情况,常规消毒皮肤,待干	·根据注射原则选择注射部位 ·经常注射的患者,定期更换注射部位
3.注前核对	再次核对药液,排尽注射器内空气	·操作中查对
4.排气进针	(1)排尽注射器内空气,左手绷紧注射部位皮肤(过瘦者需要捏起皮肤),右手持注射器,示指固定针栓,针尖斜面朝上,与皮肤呈30°~40°角进针	
	(2)针梗进入1/2~2/3	·勿全部刺入,防止针梗折断

（续表）

操作流程	流程说明	操作要点
5.注入药液	松开左手,抽吸无回血后,缓慢推注药液	·确保针头未刺入血管内
6.拔针按压	注射完毕,用无菌干棉签轻压针眼处,快速拔针按压	·减轻疼痛,防止药液外渗
7.再次核对	拔针后再次核对,交代注意事项	·操作后检查
8.整理记录	协助患者取舒适体位,处理用物	·垃圾分类处理
	洗手、记录	·记录注射时间、患者的反应

（5）评价

1）患者满意,舒适、安全,无不良反应。

2）护士操作规范,流程熟练,严格遵守无菌操作原则和查对制度。

3）护患沟通有效,患者合作,知道注射的目的和意义。

（6）注意事项

1）严格执行查对制度和无菌操作制度。

2）对皮肤有刺激的药物一般不做皮下注射。

3）对过于消瘦者,护士可捏起局部组织,适当减小穿刺角度,进针角度不宜超过45°角,以免刺入肌层。

4）注射药液不足1 mL时,应选择1 mL注射器抽吸药液,以保证剂量准确。

5）长期皮下注射者,应有计划地更换注射部位,以免局部产生硬结,保证药物达到最好的吸收效果。

3.肌内注射法

肌内注射（intramuscular injection,IM）是将一定量的药物注入肌肉组织的方法。注射部位一般选择肌肉丰厚且距大血管及神经较远处。主要用于药物治疗的常用部位有臀大肌、臀中肌、臀小肌、股外侧肌和上臂三角肌。

（1）臀大肌注射定位法：注射时注意避免损伤坐骨神经,臀大肌注射的定位方法有如下两种。

1）十字法：从臀裂顶点向左或向右侧划一水平线,然后从髂嵴最高点作一条垂直线,将一侧臀部分为四个象限,取其外上象限并避开内角（髂后上棘至股骨大转子连线）为注射部位。

2）连线法：从髂前上棘至尾骨作一连线,其外上1/3为注射部位。

（2）臀中肌、臀小肌定位法：2岁以下婴幼儿不宜用臀大肌注射,应选用臀中肌、臀小肌。

1）三横指定位：髂前上棘外侧三横指处（以患者的手指宽度为标准）为注射部位。

2）构角法定位：以示指尖和中指尖分别置于髂前上棘与髂嵴下缘处,在髂嵴、示指、中指之间构成一个三角形区域,此区域为注射部位。

（3）股外侧肌注射定位法：大腿中段外侧。一般成人可取髋关节下10 cm至膝关节上10 cm的范围。此处大血管、神经干很少通过,且注射范围较广,可供多次注射,尤其适用于2岁以下幼儿。

（4）上臂三角肌注射定位法：上臂外侧,肩峰下2～3横指处。此处肌肉较薄,只可进行小剂量注射。

1）目的

①需要在一定时间内产生药效,而药物不能或不宜经口服给药时；

②药物不宜或不能静脉注射,要求比皮下注射更迅速发挥疗效;

③注射刺激性较强或药量较大的药物。

2)评估

①患者病情、治疗情况、意识状态等;

②患者的心理状态、对用药的认知及合作程度;

③患者肢体活动情况和注射部位的皮肤状况。

3)计划

①护士准备:护士着装整洁,洗手,戴口罩;

②用物准备

A. 治疗车上层:洗手液、注射盘内用物,另加 2～5 mL 注射器、6～7 号针头、注射卡,按医嘱备药液。

B. 治疗车下层:生活垃圾桶、医用垃圾桶、锐器回收盒。

③患者准备

A. 明确操作目的,了解操作过程,能配合操作。

B. 常用注射部位准备:患者愿意配合并选择恰当体位,使肌肉松弛。

臀部注射:侧卧位时,下腿弯曲,上腿伸直;俯卧位时,两足尖相对,脚跟分开;仰卧位用于危重及不能翻身的患者,限于臀中肌、臀小肌注射。上臂三角肌注射:单手叉腰使三角肌显露。股外侧肌注射:以自然坐位为宜。

④环境准备:清洁、光线充足,符合无菌操作的基本要求。

4)实施:见表 1-10。

表 1-10　肌内注射法

操作流程	流程说明	操作要点
1. 核对解释	携用物至床旁,核对床号、姓名,向患者及家属解释,使其明确操作目的	·操作前查对
2. 安置体位	根据注射部位,协助患者取正确体位,选择注射部位,观察注射部位皮肤情况	·松弛注射部位肌肉 ·避开神经和血管
3. 常规消毒	常规消毒皮肤,待干	
4. 注前核对	再次核对药液	·操作中查对
5. 排气进针	(1)排尽注射器内空气,左手拇指和示指分开固定并绷紧注射部位皮肤,右手以握笔姿势持注射器,中指固定针栓,针头与皮肤呈 90°角,右手手腕带动手臂,用力适中快速进针	·拇指和示指不能污染消毒部位皮肤
	(2)针梗刺入 2/3	·勿将针头全部刺入,防止针梗折断
6. 注入药液	松开左手,抽吸无回血后,缓慢推注药液	·如有回血,应立即拔针,不能注入药液,观察患者反应
7. 拔针按压	注射完毕,用无菌干棉签轻压针眼处,快速拔针,按压片刻	
8. 再次核对	拔针后再次核对	·操作后检查
9. 整理记录	协助患者取舒适体位,处理用物	·注意垃圾分类处理
	洗手、记录	·记录注射时间、患者的反应

5)评价

①患者满意,舒适、安全,无不良反应;

②护士操作规范,流程熟练,严格遵守无菌操作原则和查对制度;

③护士关爱患者,应用无痛注射法,体现整体护理理念;

④护患沟通有效,患者合作,了解注射的目的和意义。

6)注意事项

①严格执行查对制度和无菌操作原则;

②多种药物同时注射时,注意配伍禁忌;

③对2岁以下婴幼儿不宜选用臀大肌注射,因其臀大肌尚未发育好,注射时有损伤坐骨神经的危险,最好选用臀中肌和臀小肌注射;

④若针头折断,应先稳定患者情绪,并嘱患者保持原位不动,固定的部组织,以防断针移位,同时尽快用无菌血管钳夹住断端取出;如断端全部埋入肌肉,应速请外科医生处理;

⑤对需长期注射者,应交替更换注射部位,并选用细长针头,以避免或减少硬结的发生。如因长期多次注射出现局部硬结时,可采用热敷、理疗等方法可以处理。

4.静脉注射法 静脉注射法(intravenous injection,IV)是指自静脉注入无菌药液的方法。

(1)目的

1)注入药物,用于不宜口服、皮下或肌内注射,需要迅速发挥药效的药物,尤其是治疗急危重症时。

2)进行某些诊断性检查或试验,如静脉注入造影剂。

3)静脉营养治疗。

4)输液、输血。

5)股静脉注射,主要用于急救时加压输液、输血或采集血标本。

(2)评估

1)患者病情、年龄、治疗情况、意识状态、所用药物的药理作用。

2)患者的心理状态、对静脉注射用药的认知及合作程度。

3)患者肢体活动情况和注射部位的皮肤状况,静脉充盈度,血管弹性。

(3)计划

1)护士准备:着装整洁,洗手,戴口罩。

2)用物准备

①治疗车上层:洗手液、注射盘用物,另加型号合适的注射器(规格视药量而定),6~9号针头或头皮针、无菌纱布、止血带、注射用小垫枕、胶布或输液贴,按医嘱备药,注射卡;

②治疗车下层:生活垃圾桶、医用垃圾桶及锐器回收盒。

3)患者准备

①明确操作目的,了解操作过程,能配合操作;

②常用注射部位准备:

A. 四肢浅静脉:上肢常用肘部浅静脉(贵要静脉、正中静脉、头静脉),腕部、手背的浅静脉;下肢常用足背静脉、大隐静脉、小隐静脉。

B. 头皮静脉:小儿头皮静脉较为丰富,分支甚多,互相沟通交错成网且静脉表浅易见,易于固定,又方便小儿肢体活动。常用的头皮静脉有额静脉、颞浅静脉、耳后静脉、枕静脉。

C. 股静脉:位于股三角区,在股动脉内侧0.5 cm处。

4)环境准备:清洁、光线充足,符合无菌操作的基本要求。

(4)实施:见表1-11。

表 1-11　静脉注射法

操作流程	流程说明	操作要点
▲四肢浅静脉注射法		
1.核对解释	携用物至床旁,核对床号、姓名,向患者及家属解释,使其明确操作目的	·操作前查对
2.选择静脉	选择粗、直、弹性好、易于固定的静脉,避开静脉瓣	·长期静脉注射者,应有计划地从远心端到近心端选择静脉
3.定位消毒	在穿刺点上方6 cm处扎止血带,嘱患者握拳,常规消毒皮肤,待干	
4.注前核对	再次核对药液	·操作中查对
5.排气穿刺	排气或连接头皮针后排尽空气,左手拇指绷紧静脉下端皮肤,右手持注射器,示指固定针栓,或拇指、示指、中指固定头皮针针柄,针尖斜面向上,与皮肤呈15°～30°角,自静脉上方或侧方刺入皮下,再沿静脉走向潜行刺入静脉,见回血后再顺静脉进针少许	·一旦局部出现血肿,应立即拔出针头,按压局部,另选其他静脉重新穿刺
6.推注药液	松止血带,嘱患者松拳,固定针头,缓慢推注药液	·根据患者年龄、病情、药物性质,掌握推注速度,并听取患者反应
7.拔针按压	注射完毕,用无菌干棉签轻压针眼处,快速拔针,按压片刻	
8.再次核对	拔针后再次核对	·操作后检查
9.整理记录	协助患者取舒适体位,处理用物	·注意垃圾分类处理
	洗手、记录	·记录注射时间、患者的反应
▲股静脉注射		
1.核对解释	携用物至床旁,核对床号、姓名,向患者及家属解释,使其明确操作目的	·操作前查对
2.安置体位	协助患者取仰卧位,下肢伸直略外展外旋	·暴露注射部位
3.定位消毒	常规消毒皮肤,排尽注射器内空气,并消毒操作者左手示指和中指,在股三角区扪及股动脉搏动最明显的部位,用左手示指加以固定	
4.注前核对	再次核对药液	·操作中查对
5.排气穿刺	右手持注射器,针头与皮肤呈90°或45°角,在股动脉内侧0.5 cm处刺入,抽动活塞见暗红色回血,提示针头进入股静脉	·如抽出鲜红色血液,提示针头进入股动脉,应立即拔出针头,用无菌纱布加压按压5～10 min
6.推注药液	固定针头,缓慢推注药液	·根据患者年龄、病情、药物性质,掌握推注速度,并随时听取患者感受
7.拔针按压	注射完毕,用无菌纱布按压3～5 min	·避免引起出血或形成血肿
8.再次核对	拔针后再次核对	·操作后检查
9.整理记录	协助患者取舒适体位,处理用物	·注意垃圾分类处理
	洗手、记录	·记录注射时间、患者的反应

（5）评价

1）患者满意，舒适、安全，无不良反应。

2）护士操作规范、熟练，严格遵守无菌操作原则和查对制度。

3）护患沟通有效，患者合作并知道注射的目的和意义。

（6）注意事项

1）一般患者静脉穿刺要点

①严格执行查对制度和无菌操作原则；

②静脉注射对组织有强烈刺激性的药物，应另备有0.9％氯化钠溶液的注射器和头皮针，穿刺成功后，先注入少量0.9％氯化钠溶液，确认针头在静脉内后方可换上有刺激性的药液推注，以免药液外溢导致组织坏死；

③静脉穿刺或推注药物的过程中，一旦出现局部疼痛、肿胀、抽吸无回血，应立即停止注射，拔出针头、按压局部，另选静脉更换针头注射；

④根据患者的年龄、病情及药物性质，掌握注入药物的速度，并随时听取患者的主诉，观察注射局部及患者病情变化；

⑤有出血倾向者不宜采取股静脉注射；进针后如抽出鲜红色血液，提示针头刺入股动脉，应立即拔出针头，用无菌纱布加压按压穿刺处5～10 min，确认无出血后，再穿刺另一侧股静脉。

2）特殊患者静脉穿刺要点

①肥胖患者：肥胖者皮下脂肪较厚，静脉较深、不明显，但较易固定。穿刺时，触摸血管走向后，可从静脉上方进针，进针角度可稍加大（30°～40°角）；

②消瘦患者：皮下脂肪较少，静脉易滑动，但较明显。穿刺时，固定静脉，从静脉正面或侧面刺入；

③水肿患者：可沿静脉解剖位置，用手按揉局部，暂时驱散皮下水分，使静脉充分显露后再行穿刺；

④脱水患者：静脉萎陷，充盈不良，可做局部热敷、按摩，待血管扩张显露后再穿刺；

⑤老年患者：老年人皮肤松弛，皮下脂肪较少，静脉多硬化，脆性较大，血管易滑动，针头难以刺入，且易刺破血管壁，可以采用手指固定穿刺点静脉上下两端，然后在静脉上方直接穿刺。

3）静脉注射失败常见的原因

①针头刺入过浅、未刺入静脉内：刺入过浅，或因静脉滑动，针头未刺入静脉内。表现为抽吸无回血，推注少量药液可有局部降起，有疼痛感；

②针尖斜面未完全刺入静脉：针尖斜面部分在皮下，部分在静脉内。表现为抽吸虽有回血，但推药液可有局部隆起，有疼痛感；

③针头刺入过深刺破对侧血管壁：针尖斜面部分在静脉内，部分在静脉外。表现为抽吸有回血，推注少量药液局部可隆起，但因部分药液注入静脉外，患者有疼痛感；

④针头刺入过深穿透对侧血管壁：针头刺入过深，穿透下面血管壁。表现为抽吸无回血，药液注入深层组织，有疼痛感。

（五）局部给药法

除了前面介绍的主要给药途径以外，根据各专科特殊治疗需要，还可采用以下局部用药的方法。

1. 滴药法　滴药法包括滴眼药法、滴耳药法和滴鼻法三种局部用药法。

2. 插入给药法　插入给药法包括直肠给药和阴道给药。栓剂是药物与相适应的基质制成的固体制剂,专用于腔道给药。栓剂的熔点是 37 ℃左右,进入体腔后能缓慢融化而产生疗效。

(1)直肠栓剂插入法:直肠栓剂插入法是将栓剂插入直肠,产生局部或全身治疗作用。协助患者取侧卧位、膝部弯曲并暴露肛门。嘱患者深呼吸,降低腹部压力。护士戴上指套或手套,将栓剂插入患者肛门,并用示指将栓剂沿直肠壁轻轻推入 6～7 cm,保持侧卧姿势,15 min后方可改变体位。

操作时注意保护患者隐私。动作轻柔,减少对患者的不良刺激。塞药前嘱患者先排净大便,使药物与肠黏膜充分接触,增强吸收效果。

(2)阴道栓剂插入法:阴道栓剂插入法是将消炎、抗菌栓剂插入阴道,达到局部治疗作用。协助患者取屈膝仰卧位,分开双腿露出会阴部。护士一手戴指套或手套,以示指或植入器将栓剂以向下向前的方式,植入阴道内 5 cm 以上,并将患者体位改变为仰卧位,尽量仰卧15 min以上,方可改变体位。

操作时注意保护患者隐私,准确判断阴道口位置,必须植入足够深度。为延长药物作用时间,尽量晚上用药。指导患者治疗期间避免性生活及盆浴,保持内裤清洁。阴道出血和月经期禁用。

3. 皮肤给药法　皮肤给药是将药物直接涂于皮肤,起到局部治疗作用。常用于皮肤的药物有溶液、软膏、糊剂等多种剂型。

(1)溶液类:在患者患处下方垫塑料布或橡胶单,用持物钳直接夹取蘸湿药液的棉球,涂抹于患处,直至局部皮肤清洁后用干棉球擦干。主要用于急性皮炎伴有大量渗液或脓液的患者。

(2)软膏类:用棉签将软膏涂于患处,不宜涂药过厚,一般不需要包扎。局部有溃疡或大片糜烂时,涂药后应包扎。

(3)糊剂类:用棉签将药液直接涂于患处,不宜涂药过厚,影响药物吸收;还可将药物涂于无菌纱布上,贴于受损皮肤处,并包扎固定。主要用于亚急性皮炎,有少量渗液或轻度糜烂的患者。

操作前了解患者对局部用药处的主观感受,并有针对性地做好解释工作。注意观察用药后局部皮肤反应情况,尤其是对小儿和老年人的观察。动态地评价用药效果,并实施提高用药效果的措施。

4. 舌下给药法　舌下给药法是通过舌下黏膜丰富的毛细血管,将药物吸收,可以避免胃肠道刺激,同时起效快。使用时指导患者将药物放在舌下,将其自然溶解吸收,不可咀嚼,不可直接吞下,以免影响药物疗效。使患者了解此类药物不可咀嚼咽下,而需要自然溶化,被口腔黏膜吸收,否则会降低药效。同时教会患者如何评价药效,用药后症状不缓解,可以重复用药,但是在服药同时要及时就医。

第二节　静脉输液

静脉输液(intravenous infusion)是利用液体静压和大气压的原理,将大量的无菌溶液由静脉输入体内的治疗方法,是临床常用的基本护理操作技术。

一、静脉输液的原理和目的

(一)静脉输液的原理

静脉输液是利用大气压和液体静压形成的输液系统内压高于人体静脉压的原理,将大量无菌液体直接输入静脉内的技术。

无菌药液自输液瓶经输液管通过针尖输入到静脉内应具备的条件是:

1.液体瓶必须有一定的高度,即需要具有一定的水柱压。

2.液面上方必须与大气相通,使液面受大气压的作用,当大气压强大于静脉压时,液体向压力低的方向流动。

3.输液管道通畅,不折叠、不弯曲、不受压,针头不堵塞,并确保针头在静脉血管内。

(二)静脉输液的目的

1.补充水分及电解质,预防和纠正水、电解质及酸碱平衡紊乱。常用于各种原因引起的脱水、酸碱平衡失调的患者,如剧烈呕吐、腹泻、大手术后的患者。

2.增加循环血容量,改善微循环,维持血压。常用于治疗严重烧伤、大出血、休克等患者。

3.输入药物,达到治疗疾病的目的。如输入抗生素控制感染,输入解毒药物达到解毒作用。

4.补充营养物质,供给能量,促进组织修复。常用于慢性消耗性疾病、禁食、昏迷及口腔疾病等患者。

5.输入脱水剂降低颅内压,达到利尿消肿的目的。

二、常用溶液及作用

(一)晶体溶液

晶体溶液的分子量小,在血管内停留时间短,对于维持细胞内、外水分的相对平衡起着重要作用。可用于纠正体内水、电解质失调等。

1.葡萄糖溶液　常用溶液有5%或10%葡萄糖溶液,供给机体水分和热量。

2.等渗电解质溶液　常用溶液有0.9%氯化钠溶液、复方氯化钠溶液、5%葡萄糖氯化钠溶液等,供给机体水分和电解质。

3.碱性溶液　常用溶液有5%碳酸氢钠溶液和11.2%乳酸钠溶液。用于纠正和调节机体酸碱平衡。

4.高渗溶液　常用溶液有20%甘露醇、25%山梨醇、25%～50%葡萄糖溶液等。用于利尿脱水、消除水肿、降低颅内压等。

(二)胶体溶液

胶体溶液的分子量大,在血管内存留时间长,能有效维持血浆胶体渗透压,并增加血容量,改善微循环,提升血压。

1. 右旋糖酐　常用溶液有中分子右旋糖酐和低分子右旋糖酐。中分子右旋糖酐,可扩充血容量,提高血浆胶体渗透压。低分子右旋糖酐可降低血液的黏滞性,改善微循环和抗血栓。

2. 代血浆　常用溶液有羟乙基淀粉(706 代血浆)、氧化聚明胶、聚维酮等。用于增加血浆胶体渗透压及循环血量,急性大出血时可与全血共用。

3. 血液制品　常用的血液制品有 5 ％白蛋白、血浆蛋白等。用于提高胶体渗透压,减轻水肿;增加循环血量;补充蛋白质和抗体,有助于组织修复和增强机体免疫力。

（三）静脉营养液

静脉营养液可供给患者热量,维持正氮平衡,补充各种维生素和矿物质,多用于不能进食的重症患者。常用的静脉营养液有复方氨基酸、脂肪乳剂等。

三、常用静脉输液的部位和方法

输液时应根据患者的年龄、意识状态、体位、病情缓急、病程长短、溶液种类、输液时间、静脉情况、即将进行的手术部位及患者合作程度等情况来选择合适穿刺部位。

1. 周围浅静脉　分布于皮下的肢体末端的静脉。上肢常用的浅静脉有肘正中静脉、头静脉、贵要静脉、手背静脉网。手背静脉网是成人患者输液时的首选部位。下肢常用的浅静脉有大隐静脉、小隐静脉和足背静脉网,但下肢的浅静脉不作为静脉输液时的首选部位。

2. 头皮静脉　常用于小儿静脉输液。头皮静脉表浅易见,不易滑动,便于固定。较大的头皮静脉有颞浅静脉、额静脉、耳后静脉及枕静脉。

3. 颈外静脉、锁骨下静脉　常用于进行中心静脉置管。需要长期持续输液或需要静脉高营养的患者多选择此部位。

（一）密闭式静脉输液法

1. 目的　同静脉输液目的。

2. 评估

(1)患者的病情、年龄、意识状态、心肺功能、自理能力、合作程度、药物性质和过敏史等。

(2)患者穿刺点皮肤、血管的状况及肢体活动度。

(3)患者对输液的认知程度和心理反应。

3. 计划

(1)护士准备:衣帽整洁,修剪指甲,洗手,戴口罩。

(2)用物准备

1)治疗车上层:注射盘内盛一次性输液器、药液(按医嘱准备)、启瓶器、瓶套、输液卡、止血带、输液贴、垫枕及治疗巾。

2)治疗车下层:生活垃圾桶、医用垃圾桶及锐器回收盒。

3)另备输液架、必要时备小夹板和绷带。

4)静脉留置针输液:同密闭式静脉输液,另备静脉留置针和透明敷贴。

(3)患者准备:了解静脉输液的目的、方法、注意事项及配合要点,输液前排空大小便,取舒适卧位。

(4)环境准备:整洁安静、舒适安全、宽敞明亮。

4.实施 见表1-12。

表1-12 密闭式静脉输液法

操作流程	流程说明	操作要点
▲密闭式静脉输液法		
1.药液准备	(1)核对检查:遵医嘱备药 (2)二人核对输液执行卡和输液卡。操作者备齐用物,认真核对药液和检查药液质量 (3)填写、粘贴输液卡:根据医嘱填写输液卡,并倒贴在输液瓶上 (4)加药:套上瓶套,打开瓶盖中心部分,常规消毒瓶塞,按医嘱加入药物	·核对药名、浓度、剂量和有效期;检查瓶口有无松动、瓶体有无裂痕;对光检查药液有无絮状物沉淀、混浊,以及颜色变化等
2.备输液器	检查一次性输液器并打开,把针插入瓶塞至根部,关闭调节器	·检查输液器的有效期及密闭性
3.核对解释	携用物至床旁,核对患者的床号、姓名、医嘱,并解释操作的目的、过程及方法	
4.初次排气	挂输液瓶于输液架上,一手持头皮针和调节器,另一手倒置滴管,抬高滴管下输液管,打开调节器,待液体流入滴管的1/3～1/2时,迅速倒转滴管并松手,使液体缓缓下降,当液体流入头皮针管内即可关闭调节器,将输液管放置妥当	·注意保护穿刺头皮针头
5.定位消毒	协助患者取合适卧位,在穿刺部位下铺治疗巾(或垫枕),在静脉穿刺点上方6 cm处扎止血带,开口向上,选择静脉,常规消毒皮肤	·避开关节和静脉瓣;有计划地选用静脉 ·消毒范围超过5 cm
6.核对排气	再次核对及排气,关闭调节器,对光检查,确定无气泡,取下护针帽	·防止发生空气栓塞
7.穿刺固定	嘱患者握拳,穿刺时以左手固定静脉,行静脉穿刺,见回血后将针头再平行送入少许,松开止血带,嘱患者松拳,松开调节器。待液体滴入通畅后,用胶布或敷贴固定针头	·穿刺时针尖斜面向上针尖斜面与皮肤呈15°～30°角
8.调节滴速	根据患者年龄、病情、药物性质调节输液速度。一般成人40～60滴/分,儿童20～40滴/分。在输液卡上签名,挂于输液架上,并交代注意事项	·对年老、体弱、小儿、心肺疾病患者输液速度宜慢;严重脱水或心肺功能良好者可稍快;高渗盐水、含钾药物、刺激性强的药物、升压药等输液速度宜慢
9.核对撤物	再次核对,撤出小垫枕、治疗巾	·再次核对床号、姓名、药物
10.巡视观察	在输液过程中应定时巡视患者,随时观察有无输液反应,查看滴速,遵医嘱及时更换液体	·耐心听取患者主诉
11.拔针按压	输液完毕,除去胶布,关闭调节器,轻压穿刺点上方,迅速拔针。嘱患者按压片刻	
12.整理用物	(1)协助患者取舒适卧位,整理床单位 (2)分类处理用物,洗手、脱口罩	
▲静脉留置针输液法	适用于长期输液、静脉穿刺困难及危重患者	·有利于保护静脉,减少反复穿刺造成的血管损伤,减轻患者痛苦,便于给药和抢救

操作流程	流程说明	操作要点
1. 液体准备	同密闭式静脉输液法。核对药液并插好输液器，排尽空气	
2. 备留置针	(1)检查透明敷贴的外包装并注明留置时间 (2)检查留置针的型号、有效期及包装是否完好后，取出留置针，旋转使其外套管松动	• 针头无倒钩
3. 连接针头	将输液器上的针头全部插入留置针的肝素帽内，打开输液器调节阀，排尽空气后放妥备用	
4. 静脉消毒	协助患者取合适卧位，戴手套，选择静脉，在穿刺部位下铺治疗巾，在穿刺点上方 10 cm 处扎止血带，常规消毒穿刺部位皮肤	• 皮肤消毒直径为 10 cm 以上
5. 排气穿刺	再次核对、排气后取下留置针的针套，左手绷紧皮肤，固定静脉，右手取静脉留置针，使针尖斜面向上与皮肤呈 15°～30°角进针，见回血后，放平留置针继续推进少许。一手固定针芯，另一手将外套管送入静脉，随即退出针芯	• 防止发生空气栓塞 • 动作轻巧、熟练，防止针芯损伤血管 • 针芯放入锐器回收盒
6. 固定导管	松开止血带，嘱患者松拳，打开调节器。用透明敷贴做密闭式固定导管，并在透明膜上记录留置时间，再次核对，脱手套，调节滴速	• 固定要牢固，松紧度适宜
7. 正压封管	输液完毕，用封管液封管。核对后，关闭调节器，将抽有封管液的注射器连接头皮针拔出部分针头，仅剩下针尖斜面留在肝素帽内，缓慢推注封管液，边推注边退针，确保正压封管，直至针头完全退出，防止发生血液凝固，堵塞输液通道	• 常用封管液：①无菌 0.9 ％氯化钠溶液，每次用 5～10 mL，每隔 6～8 h 重复冲管一次；②稀释的肝素溶液，含肝素 10～100 U/mL，每次用量 2～5 mL
8. 再次输液	常规消毒肝素帽，使用注射器推注 5～10 mL 0.9 ％氯化钠溶液冲管，再将头皮针插入静脉帽内，开始输液，调节滴速	• 每次输液前后均检查局部静脉有无红、肿、热、痛及硬化，询问患者有无不适
9. 拔针按压	停止输液时需拔管。先揭敷贴，取无菌棉签轻压穿刺点上方，快速拔针，按压至无出血	
10. 整理记录	整理床单位，询问患者需要，处理用物，洗手，脱口罩，做好记录	• 用物按规定处理，避免交叉感染

5. 评价

(1)患者满意，输液通畅，局部无肿胀、无不良反应。

(2)护士操作规范，流程熟练，严格遵守无菌操作原则和查对制度。

(3)护士关爱患者，护患沟通有效，患者合作，并知道输液治疗的目的和意义。

6. 注意事项

(1)严格遵守无菌技术操作原则，预防并发症；严格执行查对制度，防止发生差错。

(2)根据病情、用药原则、药物性质有计划地安排输液顺序。如需加入药物，注意配伍禁忌。对长期输液者注意合理使用并保护静脉。一般先从四肢远端小静脉开始，交替使用。

(3)输液前必须排尽输液管及针头内的空气；输液过程中要及时换输液瓶或添加药液；输液完毕，及时拔针，以防空气栓塞。

（4）确保针头在静脉内再输入药液，以免损伤组织。如需输入对血管刺激性大的药物，应按照要求充分稀释并确定穿刺成功后再加药，输完后，再输入一定量的 0.9 ％氯化钠溶液，以保护静脉。

（5）加强输液过程的巡视，倾听患者主诉，并随时观察患者反应及滴速，及时处理输液故障。对 24 h 持续输液者，需每日更换输液器。

（6）防止交叉感染，做到"一人一巾一带"，即每人一块治疗巾和一条止血带。

（7）留置针输液时注意保护肢体，不输液时避免肢体下垂，能够下床活动的患者，避免使用下肢静脉留置。静脉留置针一般可保留 3～5 天，最长可保留 7 天。一旦发现针管内有回血，应立即用肝素液冲洗，以免堵塞管腔。

（8）严禁在输液的肢体侧进行抽血化验或测量血压。

2. 开放式静脉输液法

（1）开放式静脉输液法是将溶液倒入开放式输液瓶内进行输液的方法。采用此方法输液，能灵活更换液体种类及数量，并可随时添加药物。

（2）操作方法同密闭式静脉输液法，输液瓶采用的是开放式输液瓶。按医嘱准备并检查药液，除去液体瓶铝盖，常规消毒瓶塞及瓶口，按无菌操作要求打开瓶盖。

（3）从无菌包内取出开放式输液瓶，一手持输液瓶，并折叠输液管，按取用无菌溶液方法倒入 30～50 mL 溶液冲洗输液瓶和输液管，以减少输液反应，然后倒入所需溶液量，盖好瓶盖，挂于输液架上，排尽空气接上针头关闭调节夹备用。其余流程说明同密闭式静脉输液法。

（4）如需添加药液，按无菌操作法打开输液瓶瓶盖，用注射器抽吸药液后取下针头，在距离输液瓶口 1 cm 处注入药液，将药液摇匀后盖好瓶盖。

3. 头皮静脉输液法

（1）目的：同静脉输液目的。

（2）评估

1）患儿的病情、用药情况、心肺功能、意识状态等。

2）患儿穿刺部位头发、皮肤及血管状况等。

3）患儿的心理状态，患儿家属对输液的认识程度。

（3）计划

1）护士准备：衣帽整洁，修剪指甲，洗手，戴口罩。

2）用物准备：同密闭式静脉输液法，另备 5 mL 射器、头皮针、0.9 ％氯化钠注射液、一次性备皮刀。

3）患儿准备：输液前查看大小便，必要时换尿布，根据需要剃去局部头发，患者家属积极配合。

4）环境准备：整洁、安静、舒适、安全，光线充足。

（4）实施：见表 1-13。

表 1-13　小儿头皮静脉输液法

操作流程	流程说明	操作要点
1. 输前准备	同密闭式周围静脉输液技术的准备、检查，核对药液并插好输液器，排尽空气	· 向患儿家属解释输液目的以取得配合

操作流程	流程说明	操作要点
2.选择静脉	协助患儿取舒适卧位,在头、肩下垫枕,选择静脉,必要时使用备皮刀剃去穿刺部位的头发,用75%乙醇消毒,备输液贴	• 使用备皮刀时,注意不要伤及患儿
3.核对排气	再次核对,使用注射器抽取适量0.9%氯化钠注射液,连接头皮针排尽空气	
4.穿刺静脉	左手拇指和示指固定静脉两端皮肤,右手持针柄,在静脉最清晰点后0.1cm处,沿血管走行并以向心方向呈5°~15°角刺入头皮,调整针头与静脉平行,见回血后,再进针少许	• 由助手或家属固定患儿头部及身体 • 进针须谨慎,以防刺穿血管 • 注意观察患儿的呼吸、面色
5.固定针头	推入少量0.9%氯化钠注射液,确定推注通畅、穿刺位无渗出后固定针头,分离注射器,连接输液器	
6.调节滴速	再次核对床号、姓名、药物,按计划调节点滴速度,在输液卡上签名,挂于输液架上	• 必要时约束患儿 • 调节速度不超过20滴/分
7.观察整理	同密闭式静脉输液技术,在输液过程中定时巡视、输液完毕正确拔针、整理床单位、分类清理用物等	• 耐心听取患者家属主诉

(5)注意事项

1)严格执行查对制度和无菌操作技术原则,合理使用药物并注意配伍禁忌。

2)输液前争取患儿合作,不合作的给予适当约束,必要时使用镇静剂。

3)输液前应仔细检查并排尽输液管内空气,穿刺中注意动、静脉的区别(表1-14),注意患儿的面色、呼吸和一般情况。

表1-14 小儿头皮静脉与动脉鉴别

特征	头皮静脉	头皮动脉
血管颜色	微蓝	淡红或皮肤同色
搏动	无	有
管壁	薄、易压瘪	厚、不易压瘪
血流方向	向心	离心
血液颜色	暗红	鲜红
注药	阻力小	阻力大,局部血管树枝突起,颜色苍白,患儿疼痛

4)根据患儿的年龄、病情、药物性质调节输液速度,加强输液巡视,观察有无输液反应、输液速度是否合适、局部有无肿胀、针头有无移动或脱出、各连接处有无漏液、瓶内溶液是否滴完。

5)长期输液的患儿,应经常更换体位,以防发生压疮和坠积性肺炎。

(6)评价

1)患儿输液通畅,局部无肿胀,无不良反应。

2)护士操作规范,流程熟练,严格遵守无菌操作原则和查对制度。

3)护士关爱患儿,患者家属合作,并知道输液治疗的目的和意义。

四、颈外静脉穿刺置管输液法

颈外静脉是颈部最大的浅静脉,在下颌角后方垂直下降,越过胸锁乳突肌后缘,于锁骨上方穿过筋膜,最后汇入锁骨下静脉。其位置表浅,易于固定。

（一）目的

1. 适用于长期输液而周围静脉不易穿刺者。

2. 长期输入高浓度或刺激性较强的药物及行静脉内高营养的患者。

3. 周围循环衰竭需测中心静脉压者。

（二）评估

1. 患者的年龄、病情、心肺功能、意识状态和自理能力等。

2. 患者的心理状态及合作程度。

3. 患者的肢体活动度、穿刺部位皮肤及血管状况等。

4. 普鲁卡因过敏史。

（三）计划

1. 护士准备　衣帽整洁,修剪指甲,洗手,戴口罩。做普鲁卡因皮试。

2. 患者准备　了解颈外静脉插管输液的目的、方法、注意事项及配合要点,输液前排尿、排便,取舒适卧位。

3. 用物准备

(1) 同密闭式静脉输液。

(2) 无菌穿刺包:内装穿刺针 2 根(长 6.5 cm、内径 2 mm、外径 2.6 mm)、硅胶管 2 条(长 25～30 cm、内径 1.2 mm、外径 1.6 mm)、5 mL、10 mL 注射器各 1 个、6 号针头 2 枚、平针头 1 个,尖刀片 1 个、镊子 1 把、洞巾 1 块、纱布 2～4 块和弯盘 1 个。

(3) 另备 0.9 ％氯化钠溶液、1％普鲁卡因注射液、无菌手套、无菌敷贴、0.4 ％枸橼酸钠生理盐水或肝素稀释液。

4. 环境准备　整洁、安静、舒适、安全,光线充足。

（四）实施

见表 1-15。

表 1-15　颈外静脉穿刺置管输液法

操作流程	流程说明	操作要点
1. 输液前准备	同密闭式周围静脉输液技术的准备、检查,核对药液并插好输液器,排尽空气	
2. 选择体位	协助患者去枕平卧,头偏向一侧,肩下垫一薄枕	• 使患者头低肩高,且颈部伸展平直,以充分暴露穿刺部位
3. 选穿刺点	手术者立于床头,选择穿刺点,常规消毒皮肤	• 取下颌角与锁骨上缘中点连线的上 1/3 处颈外静脉外缘为穿刺点
4. 开包铺巾	打开无菌穿刺包,戴无菌手套,铺洞巾	• 布置一个无菌区,以便于操作
5. 局部麻醉	助手协助,手术者用 5 mL 注射器抽吸 1 ％普鲁卡因,在穿刺部位进行局部麻醉;用 10 mL 注射器吸取 0.9 ％氯化钠溶液,以平针头连接硅胶管,排尽空气备用	• 以备插管时使用
6. 静脉穿刺	先用刀片尖端在穿刺点上刺破皮肤做引导,手术者左手绷紧穿刺点上方皮肤,右手持穿刺针与皮肤呈 45°角进针,入皮后呈 25°角沿静脉方向穿刺	• 减少进针时皮肤阻力 • 穿刺时助手用手指按压颈静脉三角区,以阻断血流使静脉充盈,便于穿刺

操作流程	流程说明	操作要点
7. 插入导管	(1)见回血后,立即抽出穿刺针内芯,左手拇指用纱布堵住针栓孔,右手持备好的硅胶管送入针孔内 10 cm 左右,插管时,由助手一边抽回血,一边缓慢注入 0.9 %氯化钠溶液 (2)确定硅胶管在血管内后,缓慢退出穿刺针 (3)再次抽回血,注入 0.9 %氯化钠溶液,检查导管是否在血管内	·当插入过深,较难通过锁骨下静脉与颈外静脉汇合处的夹角时,可改变插管方向进入。插管动作要轻柔,以防盲目插入使硅胶管在血管内打折或因硅胶管过硬刺破血管而发生意外
8. 连接输液	确定无误后,移开洞巾,连接输液器后输入备用液体	·如输液不畅,应观察硅胶管有无弯曲,是否滑出血管外
9. 固定导管	用无菌敷贴覆盖穿刺点,固定针栓及肝素帽;硅胶管与输液管接头处用无菌纱布包扎并用胶布固定在颌下	·固定要牢固,防止硅胶管脱出
10. 调速观察	同密闭式输液技术,调好滴速,再次核对,输液过程中巡视观察	
11. 暂停输液	(1)暂停颈外静脉输液时,可用 0.4 %枸橼酸钠生理盐水 1~2 mL 或肝素稀释液 2 mL 注入硅胶管进行封管;用无菌静脉帽塞住针栓孔,再用安全别针固定在敷料上 (2)每天更换穿刺点敷料,用碘伏或 0.9 %过氧乙酸溶液擦拭消毒硅胶管,常规消毒局部皮肤并注意观察局部有无红肿	·若硅胶管内已发生凝血,应用注射器抽出血凝块,再注入药液;或边抽边拔管。切忌将血凝块推入血管 ·因乙醇可使硅胶管老化,故勿用乙醇擦拭
12. 再次输液	如需再次输液,取下静脉帽,消毒针栓孔,接上输液装置即可	·每次输液前后均要先检查导管是否在静脉内,局部静脉有无红、肿、热、痛及硬化,询问患者有无不适
13. 输完处理	(1)停止输液时,硅胶管末端接上注射器,边抽吸边拔出硅胶管,局部加压数分钟,用 70 %乙醇消毒穿刺局部,用无菌纱布覆盖 (2)协助患者取舒适卧位	·边抽吸边拔管可防止残留的小血块和空气进入血管,形成血栓
14. 整理记录	整理床单位,询问患者需要,分类清理用物,洗手,脱口罩,做好记录	·记录拔管时间和患者的反应

（五）评价

1. 患者满意,输液通畅,局部无肿胀,无不良反应。

2. 护士操作规范,流程熟练,严格遵守无菌操作原则和查对制度。

3. 护士关爱患者,护患沟通有效,患者合作,并知道颈外静脉插管的目的和意义。

（六）注意事项

1. 严格执行无菌技术操作及查对制度,预防感染及差错、事故的发生。

2. 正确选择穿刺点及进针方向。穿刺点位置不可过高或过低,过高因靠近下颌角而妨碍操作,过低则易损伤锁骨下胸膜及肺尖而导致气胸。

3. 输液过程中应加强巡视,如发现滴入不畅,应检查硅胶管是否弯曲或滑出血管外;如局部出现肿胀或渗出,可能硅胶管已脱出静脉,应立即拔管。

4. 暂停输液时,可用肝素稀释液封管,防止血液凝集在管腔内。如发现硅胶管内有回血,应立即用肝素溶液冲洗。若发现管内有凝血,应先用注射器抽出血凝块,再注入药液;当血块抽不出时,应边抽边拔管,切忌将凝血块推入血管内。

5. 每天更换穿刺点敷料,并用碘伏或过氧乙酸溶液消毒穿刺点及周围皮肤,同时观察局部皮肤有无红、肿、热、痛等炎症表现,并做相应的抗炎处理。

6. 加强健康教育 向患者及家属解释所用药物的主要治疗目的和观察要点,并说明可能出现的反应、处理办法及自我监护的内容等;向患者介绍颈外静脉穿刺置管的目的、如何保护穿刺部位及护理要点,避免感染的发生;做好患者的心理疏导工作,减轻患者焦虑、紧张的心理。

7. 拔管时动作要轻柔,以免硅胶管折断。

五、锁骨下静脉穿刺输液法

锁骨下静脉较表浅粗大,成人内径可达 2 cm,常处于充盈状态,静脉壁与筋膜附着,管腔不易塌陷,可重复使用。尤其是循环血量不足而静脉穿刺困难时,锁骨下静脉穿刺成功率高,硅胶管插入后可以保留较长时间。此外,锁骨下静脉距离右心房较近,且血量多,当输入大量高浓度或刺激性较强的药物时,注入的药物可以迅速被稀释,对血管壁的刺激性较小。

(一)目的

1. 不能进食或丢失大量液体,需补充大量高热量、高营养液体及电解质的患者。

2. 各种原因所致的大出血,需迅速输入大量液体,以纠正血容量不足或提升血压的患者。

3. 需测定中心静脉压或需要紧急放置心内起搏导管的患者。

(二)评估

1. 患者的年龄、病情、营养状况及意识状态等。

2. 患者的心理状态及合作程度。

3. 患者的肢体活动度、穿刺部位皮肤及血管状况等。

4. 普鲁卡因过敏史。

5. 叩诊两侧背部肺下界,并听诊两侧呼吸音。

(三)计划

1. 护士准备 衣帽整洁,修剪指甲,洗手,戴口罩。给患者做普鲁卡因过敏试验。

2. 患者准备 了解锁骨下静脉插管输液的目的、方法、注意事项及配合要点,输液前排尿、排便,取舒适卧位。

3. 用物准备 同密闭式静脉输液的用物外,还需配备的用物。

(1)无菌穿刺包:内备穿刺针(20 号)2 枚、硅胶管 2 条、射管水枪 1 个、平针头(8～9 号)2个、5 mL 注射器各 1 具、镊子 1 把、无菌洞巾 2 块、纱布 2 块、弯盘 1 个、结扎线 1 卷。

(2)另备:1 %普鲁卡因注射液、0.4 %枸橼酸钠生理盐水、1 %甲紫、无菌手套和无菌敷贴。

4. 环境准备 整洁、安静、舒适、安全,光线充足。

(四)实施

见表 1-16。

表1-16　锁骨下静脉穿刺输液法

操作流程	流程说明	操作要点
1.输前准备	同密闭式周围静脉输液技术准备、检查、核对药液并插好输液器,排尽空气	
2.选择体位	协助患者去枕平卧,头偏向一侧,肩下垫一薄枕	• 使患者头低肩高,充分暴露穿刺部位
3.穿刺点消毒	操作者立于床头,选择穿刺点,并用1%甲紫标记进针点及胸锁关节;常规消毒皮肤	• 穿刺点位于胸锁乳突肌的外侧缘与锁骨形成夹角的平分线上,距顶点0.5～1 cm处
4.开包、铺巾	打开无菌穿刺包,戴无菌手套,铺洞巾	• 布置一个无菌区,便于操作
5.连接针头	准备好射管水枪及硅胶管,并抽吸0.4%枸橼酸钠生理盐水,连接穿刺针头	• 备穿刺射管用
6.局部麻醉	助手协助操作者用5 mL注射器抽吸1%普鲁卡因在预定穿刺部位进行局部麻醉	
7.静脉穿刺	将针头指向胸锁关节,与皮肤呈30°～40°角进针,边进针边抽回血,直至穿刺成功	• 穿刺锁骨下静脉前探测进针方向、角度和深度 • 通过胸锁筋膜有落空感时,继续进针
8.射入静脉	(1)操作者持射管水枪,按试穿方向刺入锁骨下静脉,同时抽回血,如抽出暗红色血液,表明进入锁骨下静脉 (2)叮嘱患者屏气,操作者一手按住水枪的圆孔及硅胶管末端,另一手快速推动活塞,硅胶管即随液体进入锁骨下静脉 (3)压住穿刺针顶端,将针退出。待针头退出皮肤后,将硅胶管轻轻地从水枪中抽出	• 准确掌握进针方向,避免因过度向外偏移而刺破胸膜造成气胸 • 射管时,推注水枪应迅速,使水枪内压力猛增,才能将管射出 • 射管时应压住水枪圆孔及硅胶管末端,以免将硅胶管全部射入体内 • 一般射入长度:左侧16～19 cm,右侧12～15 cm • 退针时,切勿来回转动针头,以防针头斜面割断硅胶管。穿刺针未退出血管时,不可放开按压圆孔处的手指,防止硅胶管吸入
9.连接、输液	将已备好的输液导管连接平针头后插入硅胶管内,进行静脉输液	• 滴注中,注意巡视观察,若发现硅胶管内有回血,须及时用0.4%枸橼酸钠生理盐水冲注,以免血块阻塞硅胶管
10.固定导管	常规消毒后用无菌敷贴覆盖穿刺点并固定硅胶管;在距离穿刺点1 cm处,将硅胶管缝合固定在皮肤上,覆盖无菌纱布并用胶布固定	• 固定要牢固,防止硅胶管脱出 • 缝合两针,两个结间距为1 cm
11.调速观察	(1)同密闭式输液技术,调好滴速、再次核对,输液过程中巡视观察 (2)如输注不畅,可用急速负压抽吸,不能用力推注液体,以防将管内的凝血块冲入血管而形成血栓	• 输液不畅可能与下列情况有关:硅胶管弯曲受压或滑出血管外;头部体位不当;固定硅胶管的线结扎过紧。此时应紧急处理
12.暂停输液	(1)暂停锁骨下静脉输液时,可用0.4%枸橼酸钠生理盐水1～2 mL注入硅胶管内进行封管;用无菌静脉帽塞住针栓孔,并用无菌纱布覆盖固定 (2)每天更换穿刺点敷料,用0.9%过氧乙酸溶液擦拭消毒硅胶管,常规消毒局部皮肤	• 防止血液凝聚在输液管内 • 勿用乙醇消毒,因乙醇可使硅胶管老化

操作流程	流程说明	操作要点
13.再次输液	如需再次输液,取下静脉帽,消毒针栓孔,接上输液装置即可	·每次输液前后均要先检查导管是否在静脉内,局部静脉有无红、肿、热、痛及硬化等症状,询问患者有无不适
14.拔针处理	(1)停止输液时,硅胶管末端接上注射器,边抽吸边拔出硅胶管。局部加压数分钟,用75％乙醇消毒穿刺局部皮肤,无菌纱布覆盖 (2)协助患者取舒适卧位	·边抽吸边拔管可防止残留的小血块和空气进入血管,形成血栓 ·拔管动作轻柔,避免折断硅胶管
15.整理记录	整理床单位,询问患者需要,处理用物,洗手,取下口罩,记录	

（五）评价

1.患者满意,输液通畅,局部无肿胀,无不良反应。

2.护士操作规范,流程熟练,严格遵守无菌操作原则和查对制度。

3.护士关爱患者,护患沟通有效,患者合作,并知道锁骨下静脉穿刺输液治疗的目的和意义。

（六）注意事项

1.严格执行无菌技术操作及查对制度,预防感染及差错或事故的发生。

2.准确选择穿刺点。在铺洞巾前,将确定好的穿刺点及穿刺方向进行标记,避免因进针方向过度向外偏移而刺破胸膜发生气胸。

3.射管时,一定要用手压住水枪圆孔处及硅胶管末端,以免硅胶管全部射入体内。射管时,推注水枪活塞应迅速,使水枪内压力猛增而射出硅胶管;若缓慢推注,即使水枪内的液体注完,也不能射出硅胶管。退针时,应先将针尖退出静脉,以防止硅胶管被吸入。

4.输液过程中应加强巡视,如发现硅胶管内有回血,应及时用0.4％枸橼酸钠生理盐水冲注,以免血块阻塞硅胶管。

5.每天暂停输液时可用0.4％枸橼酸钠生理盐水注入硅胶管进行封管,防止血液凝聚在管腔内。若发现管内有凝血,应先用注射器抽出血凝块再注入药液,切忌将凝血块推入血管内。每天更换穿刺点敷料,潮湿后要立即更换,并按正确的方法消毒;同时注意观察局部皮肤有无红、肿、热、痛等炎症表现,并做相应的抗炎处理。

6.加强健康教育 向患者及家属解释所用药物的主要治疗目的和观察要点,并说明药物的作用、可能出现的反应、处理办法及自我监护的内容等;向患者介绍颈外静脉穿刺置管的目的,如何保护穿刺部位及护理要点,避免感染的发生;做好患者的心理疏导工作,减轻患者焦虑、紧张的心理。

六、经外周中心静脉置管(PICC)输液法

经外周中心静脉置管(PICC)输液法是由周围静脉穿刺置管,并将导管末端置于上腔静脉中下1/3或锁骨下静脉进行输液的方法。此法具有适应证广、创伤小、操作简单、保留时间

长、并发症少的优点,常用于中、长期的静脉输液或化疗用药等,一般静脉留置导管可在血管内保留 7 天至 1 年。美国在 20 世纪 70 年代临床开始引进 PICC 技术,当时 PICC 最主要用于小儿和恶性肿瘤患者;20 世纪 80 年代后期,PICC 在成人患者中的应用越来越广泛,用于中长期化学治疗、肠外营养输注或抗感染治疗。我国自 20 世纪 90 年代从美国引进 PICC 技术,它在疾病治疗中的应用日益广泛。

(一)目的

1. 需要长期静脉输液,但外周浅静脉条件差,不易穿刺成功者。

2. 需反复输入刺激性药物,如化疗药物;长期输入高渗透性或黏稠度较高的药物,如高糖、脂肪乳及氨基酸等。

3. 需要使用压力或加压泵快速输液者,如输液泵。

4. 需要反复输入血液制品,如全血、血浆和血小板等。

(二)禁忌证

1. 患者身体条件不能承受插管操作,如凝血机制障碍、免疫抑制者慎用。

2. 已知或怀疑患者对导管所含成分过敏者。

3. 既往在预定插管部位有放射治疗史。

4. 既往在预定插管部位有静脉炎和静脉血栓形成史、外伤史、血管外科手术史。

5. 局部组织因素,影响导管稳定性或通畅者。

(三)评估

1. 患者的年龄、病情、营养状况及意识状态等。

2. 患者的心理状态及合作程度。

3. 患者的肢体活动度、穿刺部位皮肤及血管状况等。

4. 普鲁卡因过敏史。

(四)计划

1. 护士准备　衣帽整洁,修剪指甲,洗手,戴口罩。给患者做普鲁卡因过敏试验。

2. 患者准备　了解 PICC 置管输液的目的、方法、注意事项及配合要点,输液前排尿、排便,取舒适卧位。

3. 用物准备　同密闭式静脉输液的用物外,还需配备的用物有如下几项。

(1)PICC 穿刺套件:PICC 导管、延长管、链接器、思乐扣、皮肤保护剂、肝素帽或正压接头。

(2)PICC 穿刺包:治疗巾 3 块、孔巾、止血钳或镊子 2 把、直剪刀、3 cm×5 cm 小纱布 3 块、6 cm×8 cm 纱布 5 块、大棉球 6 个、弯盘 2 个。

(3)其他物品:注射盘、无菌手套 2 副、0.9 %氯化钠溶液 500 mL、20 mL 注射器 2 个、10 cm×12 cm 透明敷贴、皮肤消毒液、抗过敏无菌胶布、皮尺、止血带。

(4)视需要准备:2 %利多卡因、1 mL 注射器、弹力或自黏绷带。

(五)实施

以三向瓣膜式导管为例,见表 1-17。

表 1-17　经外周中心静脉置管(PICC 置管)输液法

操作流程	流程说明	操作要点
1. 评估选静脉	常在肘部以贵要静脉、肘正中静脉和头静脉,为评估对象,首选右侧贵要静脉	
2. 知情同意	向患者及家属告知相关事宜,并签署知情同意书	
3. 安置体位	采取仰卧位,暴露穿刺区域	· 穿刺侧上肢外展与躯干呈 90°角
4. 定点测长度	根据上臂皮肤及血管的情况选择穿刺点,自穿刺点到右胸锁关节,向下第 3 肋间隙的长度即为预置达上腔静脉的长度,如将此长度减去 2 cm 即为达锁骨下静脉的长度	· 在肘窝上 9 cm 处测双臂臂围
5. 开包消毒	打开 PICC 穿刺包,戴无菌手套,铺巾于穿刺肢体下,用 0.5%氯己定溶液消毒 3 遍	· 消毒范围为上下直径 20 cm,两侧至臂缘,每次消毒方向与上次相反
6. 建立无菌区	更换无菌手套,铺孔巾及治疗巾,并将 PICC 穿刺套件及无菌用物置于无菌区	
7. 预冲导管	用注射器抽吸 0.9%氯化钠溶液 20 mL 冲洗导管,检查导管是否通畅	· 再将导管置于 0.9%氯化钠溶液中,湿化导丝
8. 系止血带	助手协助系止血带	
9. 麻醉穿刺	视情况可于穿刺前先由助手用 2%利多卡因在穿刺部位行局部麻醉。左手绷紧皮肤,右手以 15°～30°角进针,见回血后立即放低穿刺针以减小穿刺角度,再推进少许,助手松开止血带后,用右手保持钢针针芯位置,左手单独向前推进外导管鞘并用拇指固定,再用左手食指和中指按压并固定导管鞘上放的静脉以减少出血,右手撤出针芯	· 以保持导管鞘留在血管腔内不易脱出
10. 匀速送管	将导管缓慢匀速送入,当导管置入 15 cm 即导管尖端到达患者肩部时,叮嘱患者将头转向穿刺侧贴近肩部,直至置入预定长度	· 防止导管误入颈静脉
11. 抽吸回血	用盛有 0.9%氯化钠溶液的注射器抽吸回血	
12. 撤出管鞘导丝	用无菌纱布块在穿刺点上方 6 cm 处按压固定导管,将导管鞘从静脉管腔内撤出,远离穿刺点将支撑导丝与导管分离,并与静脉走行平行撤出支撑导丝	· 动作轻柔、缓慢,禁止暴力抽出导丝和导管鞘
13. 修剪管长	用无菌生理盐水纱布清洁导管上血迹,确认置入长度后,保留体外导管 5 cm,用剪刀与导管成直角,剪断导管	· 注意勿剪出斜面与毛碴
14. 安装连接	将减压套筒安装到导管上,再将导管与连接器相连	· 确认导管推至根部,但不可出现皱褶
15. 脉冲冲管	连接肝素帽或正压接头,用 0.9%氯化钠溶液 20mL 行脉冲式冲管	· 禁用小于 10 mL 的注射器冲管
16. 清洁固定	用生理盐水纱布清洁穿刺点周围皮肤,涂以皮肤保护剂在近穿刺点约 0.5 cm 处放好白色固定护翼,导管出皮肤处逆血管方向摆放"L"或"U"弯,用无菌胶布横向固定连接器翼形部分,穿刺点上方放置无菌纱布块,用 10 cm×12 cm 透明敷贴无张力粘贴,注明穿刺日期、时间及操作者的指示胶带固定透明敷贴下缘,用无菌脱敏胶布固定延长管	· 保护穿刺处周围处于无菌状态

（续表）

操作流程	流程说明	操作要点
17. X 射线确认	经 X 射线确认导管在预置位置后即可按需要进行输液	·导管末端应定位于上腔静脉的中上段为宜,解剖位置在第 4～6 胸椎水平
18. 记录	操作结束后,将相关信息记录在护理病历中	·包括:穿刺日期、时间、操作者、导管规格、型号、所选静脉及穿刺部位、操作过程

（六）评价

1. 患者满意,输液通畅,局部无肿胀,无不良反应。

2. 护士操作规范,流程熟练,严格遵守无菌操作原则和查对制度。

3. 护士关爱患者,护患沟通有效,患者合作,并知道 PICC 置管的重要性及注意要点。

（七）注意事项

1. 一般维护 第一个 24 h 必须换药。以后伤口愈合良好,无感染、渗血时,每周更换敷料 1～2 次。如伤口敷料松开、潮湿时,随时更换。如穿刺部位有红肿、皮疹、渗出、过敏等异常情况,可缩短更换敷料时间,并要连续观察局部变化情况。每次更换敷料时应严格执行无菌操作,贴膜要自下向上撕取,并注意固定导管,防止脱管。更换后记录日期。

2. 在使用 PICC 输液前应用碘伏棉签擦拭肝素帽 30 s,静脉治疗前后要用不小于 10 mL 的注射器抽取生理盐水冲洗管腔,以免压强过大导致导管破裂。在输血制品、营养液等高浓度液体后,用 20 mL 生理盐水进行脉冲式冲管。如输液速度较慢或时间较长时,应在使用中用生理盐水冲管,以防止堵管。

3. 置管后,应密切观察穿刺部位有无红、肿、热、痛等症状,如发现异常,应及时测量臂围,并与置管前的臂围进行比较。必要时行 B 超检查。

4. 丙酮和乙醇对导管材料可造成损伤,当使用该类消毒液清洁护理皮肤部位时,应待其完全干燥后再加盖敷料。

5. PICC 置管每周维护一次。

（八）健康教育

1. 保持穿刺处皮肤的清洁干燥,如发现敷料有卷边、脱落或敷料因汗液而松动时应及时更换敷料。

2. 患者不要在置管侧手臂上方扎止血带、测血压,避免该侧手臂提过重的物品,不能做托举哑铃等持重的锻炼。

3. 注意保护外露的接头,防止导管损伤和将导管拉出体外。

4. PICC 导管不能用于 CT、磁共振检查时高压注射泵推注造影剂(增强型导管除外)。

5. 进行沐浴时应用保鲜膜进行包裹,防止水渗入贴膜。

6. 告知患者紧急情况的处理方法和认真阅读并保管 PICC 指导手册。

七、输液速度及时间的计算

在输液过程中,每毫升溶液的滴数为该输液器的点滴系数。目前临床上使用的一次性输液器的点滴系数为 10、15、20 等几种型号。控制输液时,应参考输液器外包装上标注的点滴系数来调节输液速度。

（一）已知输入液体总量与计划输液所用时间，计算每分钟滴数

$$每分钟滴数 = \frac{液体总量(mL) \times 点滴系数}{输液时间(min)}$$

（二）已知每分钟滴数与液体总量，计算输液所需用的时间

$$输液时间(h) = \frac{液体总量(mL) \times 点滴系数}{每分钟滴数 \times 60(min)}$$

（三）输液泵的应用

输液泵是一种能够准确控制输液滴数，保证药物能够速度均匀，药量准确并且安全地进入患者体内发挥作用的一种仪器。输液泵通常是机械或电子的控制装置，它通过作用于输液导管达到控制输液速度的目的。常用于需要严格控制输液量和药量的情况，如在应用升压药物、抗心律失常药物、婴幼儿静脉输液或静脉麻醉等。

输液泵使用时，先固定在输液架上，再接通电源，打开开关。静脉输液成功后，将输液管置于输液泵的管道槽里，关闭泵门，设定输液速度和输液量，按下"开始"键。当输液量接近预先设定量时，"输液量显示"键闪烁，提示输液结束。输液终止，按下"停止"键，取出输液管，关闭开关即可。输液过程中，一旦出现故障，输液泵能自动报警，保证患者输液的安全。

八、常见输液故障及排除

（一）溶液不滴

1.针头滑出血管外　液体滴入皮下组织，表现为局部疼痛、肿胀。处理方法：更换针头，另选血管重新穿刺。

2.针头斜面紧贴血管壁　表现为液体滴入不畅，挤压输液管时有回血，局部无反应。处理方法：调整针头方向或适当变换肢体位置，直到点滴通畅为止。

3.针头阻塞　表现为溶液不滴，轻轻挤压下端输液管时有阻力，无回血。处理方法：更换针头重新穿刺。切忌加压疏通，以免造成栓塞。

4.压力过低　因输液瓶位置过低或患者肢体位置过高所致。处理方法：适当抬高输液瓶高度或降低肢体位置。

5.静脉痉挛　由于穿刺肢体在寒冷环境中暴露时间过长或输入液体温度过低所致。处理方法：局部进行热敷以缓解静脉痉挛。

（二）茂菲滴管内液面过高

1.滴管侧壁有调节孔时，可先夹住滴管上端的输液管，然后打开调节孔，待滴管内液体降至露出液面时，见到点滴时，再关闭调节孔，松开上端输液管即可。

2.滴管侧壁无调节孔时，可将输液瓶取下，倾斜输液瓶，使瓶内针头露出液面，待溶液缓缓流下至滴管内露出液面时，再将输液瓶挂回输液架上继续点滴。

（三）茂菲滴管内液面过低

1.滴管侧壁有调节孔时，可先夹住滴管下端的输液管，然后打开调节孔，当液面升高至适当高度时关闭调节孔，松开下端输液管即可。

2.滴管侧壁无调节孔时,可先夹住滴管下端的输液管,然后用手挤压滴管,迫使输液瓶内的液体流至滴管内,待滴管液面升至适当高度时,停止挤压,松开下端输液管即可。

(四)茂菲滴管内液面自行下降

输液过程中,如果茂菲滴管内的液面自行下降,应检查输液管与茂菲滴管有无漏气或裂隙,衔接是否紧密,必要时更换输液器。

九、常见输液反应及护理

(一)发热反应(febrile reaction)

1.原因 输入致热物质而引起。多由于溶液或药物质量有问题,输液器和注射器灭菌不彻底或再次被污染,操作过程中未严格遵守无菌技术等因素所致。发热反应是最常见的输液反应。

2.临床表现 主要表现为发冷、寒战、发热(轻者发热常在38 ℃左右,重者高热达40～41 ℃),并伴有头痛、恶心、呕吐、脉速等症状,多发生在输液后数分钟至1 h。

3.预防 输液操作前认真检查药液质量和输液器具的包装、灭菌日期、有效期等。严格遵守无菌技术操作原则及查对制度。

4.护理措施

(1)轻者减慢滴速,及时通知医生,继续观察,注意保暖;重者立即停止输液。

(2)遵医嘱给予抗过敏或激素类药物。

(3)密切观察患者的病情及生命体征的变化。对症处理:寒战者注意保暖,高热者进行物理降温。

(4)保留剩余药液及输液器进行检测,查找原因。

(二)循环负荷过重(circulatory overload reaction)(急性肺水肿)

1.原因 由于输液速度过快,短期内输入过多液体,导致循环血容量急剧增加,心脏负荷过重或患者原有心肺功能不良所致。

2.临床表现 输液过程中患者突然出现呼吸困难、胸闷、咳嗽、咯粉红色泡沫样痰;严重时,痰液由口鼻涌出,两肺听诊布满湿啰音,心率快且节律不齐。

3.预防 在输液过程中严格控制输液速度和输液量。特别是对心肺功能不良患者、老年人和儿童更应慎重。

4.护理措施

(1)出现症状时,立即停止输液并通知医生进行抢救。

(2)如病情允许,可协助患者取端坐位,双腿下垂,减少静脉回流。

(3)给予高流量氧气吸入,一般氧流量为6～8 L/min,以提高肺泡内压力,减少肺泡内毛细血管渗出液的产生。并在湿化瓶内加入20 %～30 %的乙醇湿化氧气,以减低肺泡内泡沫表面张力,使泡沫破裂消散,改善肺部气体交换,减轻缺氧症状。

(4)遵医嘱给予镇静剂、利尿剂、强心剂和舒张血管等药物。

(5)必要时进行四肢轮扎,以阻断静脉回流(保持动脉血流畅通),减少回心血量,减轻心脏负担。每隔5～10 min轮流放松一个肢体上的止血带,可有效地减少回心血量。

(6)给予患者心理护理,缓解其紧张情绪,积极配合治疗。

（三）静脉炎（phlebitis）

1.原因 主要原因是长期输注浓度高、刺激性强的药物,或静脉内放置刺激性强的输液导管时间过长,引起局部静脉壁发生化学炎性反应;也可由于输液中未严格执行无菌操作技术而引起局部静脉感染。

2.临床表现 沿静脉走向出现条索状红线,局部组织红、肿、热、痛,有时伴有畏寒、发热等全身症状。

3.预防 严格执行无菌操作,对血管有刺激性的药物应充分稀释后输入,防止药物溢出血管外,输液速度宜慢;静脉内置管时间不宜过长;有计划地更换穿刺部位。

4.护理措施

(1)立即停止在此部位输液,并将患肢抬高、制动。

(2)局部用95％乙醇或50％硫酸镁热湿敷,每日两次,每次 20 min。

(3)用超短波理疗,每日 1 次,每次 15～20 min。

(4)合并感染者,遵医嘱给予抗生素药物治疗。

（四）空气栓塞（air embolism）

1.原因 输液管内空气未排尽,导管连接不紧、有漏缝。加压输液、输血无人在旁看守,液体更换不及时等有关。

进入静脉的空气,随血液循环经右心房到右心室。如空气量少,则被右心室压入肺动脉,并分散到肺小动脉内,被毛细血管吸收,损害较小;如空气量大,则空气在右心室内阻塞肺动脉入口,使血液不能进入肺内,引起机体严重缺氧而致患者死亡。

2.临床表现 患者感觉胸部异常不适或有胸骨后疼痛,濒死感,随即发生呼吸困难,严重发绀,听诊心前区可闻及"水泡音"。心电图呈现心肌缺血和急性肺心病的改变。

3.预防 输液时必须排尽空气;输液前认真检查输液器质量及其各部件之间是否连接紧密;输液中加强巡视,及时添加药物,需加压输液时,要有专人守护。输液完毕及时拔针。

4.护理措施

(1)应立即安置患者取左侧卧位,并保持头低足高位。该体位使肺动脉的位置低于右心室,使气泡向上飘移至右心室尖部,避开肺动脉入口,气泡随心脏收缩混成泡沫,分次小量进入肺动脉内逐渐被吸收。

(2)给予高流量氧气吸入,以提高患者血氧浓度,纠正缺氧状态。

(3)有条件者可通过中心静脉导管抽出空气。

(4)严密观察病情变化,做好记录,如有异常及时对症处理。

（五）液体外渗

1.原因

(1)药物因素:与药物的 pH 值、渗透压、药物浓度、药物对细胞代谢功能的影响有关,使血管的通透性升高,溶液渗漏皮下。

(2)血管因素:患者经常被采集血标本、静脉注射或老年人,均可使血管脆性增加。

(3)操作因素:各种穿刺的损伤是导致血管外漏出的直接原因,如针尖刺破血管或针尖斜面未完全进入血管腔;针头固定不稳固;选择穿刺部位不当。

(4)其他因素:患者过度活动或躁动,导致针头穿破血管、针头滑脱等。

2.临床表现

(1)最早表现为输液速度变得缓慢,检查输液管管道未见回血。

(2)患者主诉输液穿刺部位疼痛,为烧灼痛或刺痛,逐渐加剧和局部出现肿胀,肿胀见于注射部位或针头周围。

(3)因渗漏药液的不同,临床表现也有差别。高渗性药液,多为急性损害。碱性药液即使渗漏范围不大,但可累及深部组织。细胞毒性药物外渗后,局部皮肤出现红斑,也可出现小水疱,形成硬结,4~5天后损伤边缘逐渐变硬,形成焦痂和溃疡,病损部位与正常皮肤交接处有炎症浸润,皮下脂肪坏死范围较广。

(4)药液渗出或外渗后的并发症:神经损伤、骨筋膜室综合征、关节挛缩、肌腱粘连等。

3.护理措施

(1)一般药物引起的渗漏,可采用外敷药物方法,局部用氢化可的松、50%硫酸镁、95%的乙醇;中药如金黄散等湿敷,抬高患肢制动;渗漏24 h后,可考虑使用超短波理疗、红外线理疗等,可达到止痛、消炎,促进局部吸收等作用。

(2)化疗药物血管外渗漏的防治。

①合理选择血管:根据药物选择血管,一般采用前臂静脉给药;

②提高操作专业技能:长期化疗的患者,建立系统的静脉使用计划,注意保护大静脉,常规采血和非化疗药物的注射选用小静脉。为避免操作中的机械性损伤,要力求一针见血,提高静脉穿刺的成功率;

③合理使用药物:正确掌握化疗药物给药的方法、浓度和输入速度;

④加强患者配合:化疗前告知患者应用化疗药物时如有异常感觉,如局部疼痛、肿胀等,应及时通知护士,并做好相应的处理。

4.预防

(1)提高护理操作技能,尽量做到一针见血,要准确判断针头完全位于血管内,针头固定牢固,输液过程中应勤观察。

(2)避免在关节或肢体屈曲部位进行穿刺。对于烦躁或过度活动的患者应报告医生,必要时给予镇静剂。对不合作、意识模糊及定向力障碍等患者在进行静脉穿刺操作时应协助固定穿刺肢体。

(3)输液过程中,应协助患者做好生活护理,尤其是患者离床活动时,应保证输液针头固定。

(4)输液易致渗漏损伤的药物时,应选弹性好且较粗的血管,避免选用下肢静脉,尤其是老年人、糖尿病及动脉硬化患者。

(5)对需要长期静脉输注的患者,提倡使用静脉留置针或行中心静脉插管。

(6)不得在同一部位反复穿刺,否则易使血管受损,如果针眼尚未愈合,药液易从损伤处渗漏。

十、输液微粒污染

输液微粒(infusion particles)是指在输入液体中的非代谢性颗粒杂质,肉眼不易观察到,其直径一般为 $1\sim15\ \mu m$,较大的直径可达 $50\sim300\ \mu m$。输液微粒污染(infusion particle pollution)是指在输液过程中,将输液微粒带入人体,并对人体造成严重危害的过程。

(一)输液微粒的来源

1.药物生产制作过程中混入异物与微粒,如水、空气、原材料的污染等。

2.盛装药液的容器不洁净,液体存放时间过长。

3.输液容器和加药用的注射器被污染。

4.输液准备工作中的环境不洁净,切割安瓿、开瓶塞,反复穿刺溶液瓶胶塞等,都可导致微粒污染输液溶液,误入人体。

(二)输液微粒污染的危害

其危害程度主要取决于微粒的大小、形状、化学性质,以及微粒堵塞血管的部位、血流阻断的程度及人体对微粒的反应等。最容易被输液微粒损害的脏器有肺、脑、肝及肾等。输液微粒污染对机体的危害包括:

1.直接阻塞血管,引起局部供血不足,使组织缺血、缺氧,甚至坏死。

2.红细胞聚集在微粒上,形成血栓,引起血管栓塞和静脉炎。

3.微粒进入肺毛细血管,引起巨噬细胞增殖,包围微粒形成肺内肉芽肿,影响肺功能。

4.引起血小板减少症和过敏反应。

5.微粒刺激组织而产生炎症或形成肿块。

(三)预防输液微粒污染的措施

1.制剂生产方面 严格监管生产过程中的每个环节,如改善车间环境卫生条件,安装空气净化装置,防止空气中悬浮尘粒与细菌污染,工作人员要穿工作服、工作鞋,戴口罩,必要时戴手套。选用优质材料,采用先进技术,提高检验技术,确保药液的质量。

2.输液操作方面

(1)采用一次性密闭式输液、输血器,减少污染机会。

(2)输液前应认真检查液体的质量,包括其透明度、有效期、溶液瓶有无裂痕等。

(3)输液过程中的空气净化。净化治疗室空气,可在超净工作台进行输液前准备。有条件的医院也可以在一般病室安装空气净化装置,减少病原微生物和尘埃的数量,使输液环境洁净。

(4)严格执行无菌技术操作,严格遵守液体配制的技术操作规范。

(5)药液应现用现配,避免污染。

(6)静脉推注药物时,应从注药管或加药孔注入,不可由针头处直接推入静脉,防止未经过滤而造成输液微粒污染。

第二章　急诊护理

第一节　急诊科护理工作

一、急诊科的接诊范围

凡患者由于疾病发作、突然外伤、异物侵入体内等,身体处于危险状态或非常痛苦的状态时,医院均需进行急诊抢救。

1. 呼吸、心搏骤停。
2. 各种危象。
3. 突发高热,体温超过 38.5 ℃。
4. 突发外伤,如脑、胸、腹、脊柱、四肢等部位的创伤、烧伤、骨折等,24 h 内未经处理者。
5. 急性腹痛。
6. 急性大出血,如外伤性出血、咯血、呕血、便血、鼻出血、妇科出血、产科出血、可疑内出血等。
7. 急性心律失常、心肌梗死、高血压。
8. 昏迷、晕厥、抽搐、休克、急性肢体运动障碍及瘫痪等。
9. 小儿腹泻、严重脱水及电解质紊乱。
10. 呼吸困难、窒息、中暑、淹溺、触电及各种急性中毒。
11. 耳道、鼻道、咽部、眼内、气管、支气管及食管异物。
12. 急性过敏性疾病、严重哮喘及急性喉炎。
13. 眼睛急性疼痛、红肿及突发视力障碍。
14. 急性尿潴留。
15. 急性感染。
16. 急性传染病可疑者。
17. 其他经医护人员预检认为符合急诊条件者。

以上规定,亦不可机械执行,耽误病情,如情况模糊难定,应由医师根据患者全面情况斟酌决定。在门诊停诊时,为方便患者诊治,可适当放宽急诊范围,对于短时间内反复急诊和辗转几个医院都未能收治的患者,尤应注意,即使其临床表现不符合急诊条件,也应适当放宽条件予以恰当处理,避免因机械地强调急诊条件而贻误病情。

二、急诊护理工作程序

急诊护理工作是急诊医疗体系的一个重要内容,主要包括急诊接诊、分诊、急诊处置三个环节。这些环节紧密衔接,构成急诊护理工作的基本程序。快速、准确、高效的工作流程,可使患者能尽快获得专科确定性治疗,能最大限度地降低患者的死亡率、伤残率和医疗纠纷。

（一）急诊接诊

急诊接诊是指医护人员对到达医院急诊科的伤病员,以最短的时间、最熟练的健康评估技巧,迅速的对伤、病情做出较准确的判断。接诊是护士的基本功,必须要有较丰富的临床知识和经验。在急诊护理中,能否熟练掌握接诊方法并灵活调配,直接反映护理人员的业务水平,对于完成急诊护理工作是相当重要的。

1.接诊要素 指在急诊接诊过程中影响护患双方的主要因素,包括医护人员的医德医风、仪表姿态、语言环境,以及医护技术水平。接诊要素直接影响接诊工作的全过程,必须引起接诊人员的高度重视。

2.接诊方法 接诊方法涉及医学及人文社会科学知识。要主动、热情、熟练、耐心,做好解释工作,避免发生误会。常用的接诊方法有:视、触、叩、听、嗅检查法,询问法,心理调控法,诊治法等。接诊的医护人员应及时了解患者的心理状况和需求,恰当地运用不同的接诊方法达到满意的接诊效果。

(二)急诊分诊

分诊是根据急诊患者就诊时的主要症状和体征,分清疾病的轻重缓急和所属科别进行初步分类,以便安排救治程序及分配专科就诊的技术。所有前来急诊科就医的患者均要先经过分诊室护士分诊后,才能得到专科医生的诊治。如果分诊有误,则有可能延误抢救时机,甚至危及患者的生命。所以,要求科学、合理、快速地安排患者到相应的专科诊室就诊。遇有危重患者,应先进行抢救再挂号,争取最佳时机。

1.病情评估

(1)询问:通过询问患者、家属及知情者,主要了解此次发病经过和当时的病情,适当地运用诱导问诊的技巧,有可能得到最有价值的主诉。

(2)护理体检:分诊护士除注意患者的主诉外,体检的重点是测量生命体征及运用感觉器官收集患者的客观资料,使之成为一种良好的工作习惯。用眼观察患者的一般情况,如意识、面色、表情、体位、颈部浅表血管充盈情况等;用耳听患者的呼吸音、肠鸣音和心音的变化;用鼻闻患者发出的特殊气味,如大蒜味、烂苹果味、农药味和酒精味等;用手触摸了解患者脉搏的速率、节律及周围血管充盈度,末梢凉暖,疼痛的范围和程度等。

(3)其他检查:根据患者需要做血、尿常规,血糖及血、尿淀粉酶等测定,给予正确分诊。

2.就诊顺序 依据评估收集到的资料进行分析,判断病种及其程度,以便进一步确定救治程序和科别。

(1)急诊范围:需紧急抢救、立即处理者。如心跳呼吸停止、高血压危象、怀疑心肌梗死引起的胸痛、癫痫持续状态、严重心律失常、中度烧伤、呼吸道梗阻、呼吸窘迫、严重创伤大出血及张力性气胸等。

(2)优先就诊范围:怀疑药物过量但意识清楚者、稳定性哮喘、持续性的呕吐或腹泻、撕裂伤合并肌腱损伤者、行为异常、高血糖、抽搐、眼部受伤、不明原因的胸痛及开放性骨折等。

(三)急诊处置

医护人员根据分诊了解到的情况确定进一步处理措施,急诊处置原则如下。

1.对一般急诊,可在通知专科医生的同时办理就诊手续。对病情复杂、难以确定科别的,由护士安排就诊科室,按首诊负责制处理。对由院外急救出诊或"120"救护车转入医院的患者,立即通知医护人员接诊。因交通事故、吸毒、自杀等涉及法律问题者,应立即通知医院保卫科及公安机关。

2.对危重患者,应立即通知有关科室医生进行紧急处理,然后再去办理就诊手续。在医生来到之前,护士可酌情予以急救处理,如吸氧、建立静脉通路、人工呼吸、胸外按压、吸痰和止血等。同时密切观察病情变化。

3.按病情需要送血、尿、大便常规检查和化验检查。需做 X 射线 B 型超声等检查者,应有专人陪送。

4.经抢救病情平稳允许移动时,要迅速转入病房。如需继续抢救或进行手术治疗者,应通知病房或手术室做准备。不能搬动且急需手术者,应在急诊手术室进行手术,留观察室或监护室继续抢救治疗,待病情平稳后再转入病房。所有抢救患者都应有详细的病历和抢救记录。

5.病情需要时,可邀请专科会诊。遇有成批伤员就诊和急需要多专科合作抢救的患者,应通知门诊部和医务处值班人员,协助调配医护人员参加抢救。复合伤患者涉及两个专科以上的,应由患者病情最严重的处理科室首先负责治疗,其他科室密切配合。

6.严格执行交接班及查对制度,避免将未处理完的工作交由他人处理,特殊情况需离开时,必须床边交接清楚。

三、急诊救护工作的特点与要求

(一)急诊救护工作的特点

1.急　急诊患者发病急骤,病情危重,时间性强,所以一切工作都要突出一个"急"字,分秒必争,迅速处理。

2.忙　就诊患者病情变化快,就诊时间、人数及危害情况很难预料,尤其在发生意外灾害时,要承担大批伤员的抢救工作,所以工作十分繁忙,要做到紧张有序。

3.多学科性　就诊患者病种复杂,常涉及临床各科,需多科人员协作治疗,因而要有高效能的组织指挥系统和协作制度。

4.易感染性　急诊患者没有选择性,可能患有传染病,易造成交叉感染。因此,要特别注意无菌操作和严格执行消毒隔离制度。

(二)急诊救护工作的要求

1.医护人员应有全心全意为人民服务的医疗态度,有良好的医德和献身精神,工作中热情礼貌、主动周到。急诊工作者首先要急患者所急。

2.所有抢救工作均要有相应的时间要求。所谓"急"就是指患者病情急,诊治要快。时间就是生命,因此急诊科工作应强调有严格的时间概念。诸如医护人员的接诊时间,值班护士通知医生时间,抢救开始时间,进行治疗处理时间,留观察后确诊时间,转入院时间及患者死亡时间等。时间长短是评价工作效率、医护质量和管理水平的重要标志之一。

3.强调危重患者的抢救成功率。可根据医院的技术水平拟定常见急诊病种的抢救成功指标。

4.急诊科应配备与其任务、功能、规模相应的急诊抢救药品与器材。急诊用医疗仪器、药品要时刻保持性能良好、齐全,有固定的存放位置,处于备用状态,不准随意拿动。要严格执行交接班制度,有专人负责。

5.各种抢救工作记录、表格、病历等应清楚完整、及时真实。

6.建立常见病、成批伤病员的抢救预案。医护人员应掌握主要急危重症和生命支持治疗的基本功,能熟练操作抢救仪器和排除一般故障。

7.抢救工作要组织严密、井然有序地进行,真正做到人在其位、各尽其责。

8.积极采取措施,防止各种医护差错事故的发生。

(三)护患沟通

急诊救护工作要求急诊护理人员不断增强工作的主动性、积极性和独立思维的能力。同时,对所抢救的患者实施全面的整体护理,使护理工作真正做到准确到位。

1.急诊科护理人员与患者的关系特点 建立时间短,要求高,矛盾多。急诊就诊患者往往起病急,在心理上存在着焦虑和恐惧,都认为自己患的病最重,都希望自己能最优先得到救治,患者家属的心情也同样如此。在这种情况下医护人员如果没有良好的服务态度,很容易引起纠纷。急诊护理人员应了解患者和家属的心理特点,掌握一定的沟通技巧,建立良好的护患关系,以提高护理质量,减少医疗纠纷。

2.急诊科护理人员与患者及其家属沟通时存在的问题

(1)交流的信息量不足:急诊科患者就诊时首先接触的就是护理人员,这时的患者和家属都迫切想知道与患者的病情及治疗有关的一系列问题,如病情、治疗、用药、检查、预后、主治医师等。如果护理人员本身对患者及其家属的提问不清楚,会引起患者及其家属对护理人员的不信任感,从而导致信息收集量的不足,严重的会直接导致沟通的失败。

(2)沟通时使用的专业术语过多:急诊科的患者来自不同行业、地域,有着不同的文化背景,对医学知识了解的程度不同。如果在沟通中,护士过多地使用医学的专业术语,容易使患者及其家属产生不解或误解,影响沟通效果。

(3)护理人员表达、解释不到位:护理人员本身的素质,如言行、举止、语言和仪表等,是给患者及其家属的第一印象。若护理人员言谈举止不文明,或解释工作不到位,会引起患者及其家属的不满,影响沟通效果。

(4)专业技术水平不高:医疗作为服务行业,使得患者及其家属对医护人员的技术水平和服务质量要求较高。如果护理人员技术差,服务不到位,会引起患者及其家属的不满。

3.应对措施

(1)急诊护理人员在沟通中,应不断加强自身素质建设,提高自身的业务水平。精湛的业务水平能赢得患者及其家属的信任,为护患进行有效的沟通打下了坚实的基础。

(2)急诊护理人员在收集资料和患者交谈时,目的性明确,要选择合适的时间、地点,正式的和患者交谈,沟通时要随时观察患者,针对患者提出的问题,根据患者不同的文化层次进行回答,做到语言通俗化、口语化。

(3)急诊护理人员应注意加强综合能力的培养。在护理人员中开展护理心理学、护理美学、护理礼仪、社会学等多学科知识的学习,以便更好地塑造护理人员形象,提高护患沟通的满意度。

(4)急诊护理人员应遵守职业道德,增强法律意识,减少或避免工作中的差错事故,保护自身的合法权益,并为患者提供优质服务。

(5)急诊护理人员在沟通中应倾听患者的心声,关心、同情和照顾患者,营造温馨的环境,帮助患者树立战胜疾病的信心。

(6)在护患沟通交流时,要多为患者着想,采取各种形式与方法,消除患者的顾虑,降低护患间交流障碍的发生,增进彼此间的信任与理解,使患者早日康复。

四、急诊科患者的心理护理

（一）急危重症患者心理特点

急危重症患者的心理反应，主要是指处于清醒状态下的患者而言。凡是短时间内发生或加重的、意料之外的、渴望紧急就医的疾病，不论其严重程度如何，都可以促使个体进入急诊情景并自认为身心健康均遭遇威胁，而产生焦虑、紧张、恐惧等一系列心理反应，甚至造成机体的持续应激状态。若得不到及时调节、控制，既可加重病情，又有碍于急救工作的顺利进行。因此，在对急危重症患者实施先进、有效的救治措施的同时，还需强调必要的心理护理，使患者在获得良好的心理支持或稳定的情绪状态下，最大限度地发挥其主观能动性，与医护人员密切合作，保障急诊处置有条不紊地开展，有利于患者自身康复。

1.急危重症患者常见心理反应　急危重症患者起病急，病情严重，甚至危及生命。因此，心理反应强烈而且复杂。其常见心理反应如下：

（1）情绪休克：受伤或疾病早期，患者对突如其来的意外伤害完全没有心理准备，无法面对现实。这种超强度的应激原刺激，可使患者在经过短暂的应激或激情状态后，心理防御机制濒临"崩溃"，部分患者持续数天处于"情绪休克期"。表现为异常平静与冷漠，表情木然，少言寡语，任由医护人员救治，对各种医疗处置反应平淡、无动于衷等。

（2）焦虑：是指个人的一种模糊不适感，其来源通常是非特异性的和未知的。患者因疾病造成的痛苦及工作、家庭生活秩序的突然中断，难以接受和适应；医护人员紧张的工作场面，家属的惊慌哭泣，均可增加患者的焦虑程度。常表现为烦躁不安、敏感多疑、易激惹，有些患者吞吐犹豫、心灰意冷、表情淡漠，有的故作镇静等。

（3）紧张和恐惧：急危重症患者多数是突然起病，或在原来疾病基础上病情加重，或是突然遭受意外伤害，生命往往危在旦夕，常表现出极度紧张和恐惧。

（4）绝望：慢性疾病因急性发作或突然加重而就诊者，常产生悲观绝望心理，家属的态度也可影响患者心理活动，表现出完全丧失康复的自信心、孤独、冷漠或消极合作。如受到意外伤害或蒙受委屈和挫折者多表现为双眉紧锁、双唇颤抖、咬紧牙关、怒不可遏、言语模糊或尖叫等愤怒状态，自杀未遂者更加暴躁。以上患者均因不堪忍受过重的身心创伤而拒绝与医护人员合作。

（5）个人应对无效：是个体由于资源（包括生理的、心理的、行为的、认知的）不足而处于不能恰当地处理体内或环境中应激原的一种状态。急危重症患者，尤其是意外伤害的患者，心理极不平衡，认为自己受伤或患病是不公平的，加之前途、事业受到影响，更易烦恼焦躁，自控力下降，时常向家人、医护人员发泄怒气。

（6）无效性否认：是个体有意或无意采取的一些无效的否认行为，试图减轻因健康状态改变所产生的焦虑或恐惧，是一种心理防御反应。这类患者经抢救后病情好转，急性症状初步控制，表现为否认有病，或认为自己的病很轻，不需要住院监护治疗。

（7）自我形象紊乱：是个体对自己身体结构、外观、功能的改变，在感受、认知、信念及价值观方面出现健康危机。例如，需要截肢或整容的患者，易产生阉割性焦虑；有些脏器移植患者会产生一种强烈的异物感和排斥感等，他们因丧失了个体的独特性和完整性而悲伤，担心移植他人的器官与自己机体的功能不协调，生命安全会随时受到威胁等。

　　2.引起不良心理反应的原因

　　(1)疾病本身因素:临床有相当一部分急危重症患者,由于疾病本身的影响,可伴有不同程度的心理活动异常或精神异常。例如:心脑血管疾病、休克、肝性脑病前期等疾病,除临床上表现不同程度的谵妄,还会出现类似神经官能症的症状,如情绪不稳定、莫名的恐惧焦虑、易疲倦、精神萎靡不振、睡眠障碍等。或因疾病导致丧失生活能力而产生抑郁心境。

　　(2)认知因素:患者不良心理反应的严重程度与病情的轻重不一定成正比,更多地取决于个体对疾病的体验和对外界刺激的认知程度。大部分急危重症患者,由于对突发病情缺乏心理准备,认为自己病情严重会危及生命,因此,产生非常明显的恐惧感和威胁感。同样的疾病,不同的患者可因对疾病的经历和认识不同而产生截然不同的心理反应。

　　(3)治疗因素:某些药物可影响患者脑功能,导致他们出现一些不良心理反应。各种直接介入生命器官的诊治手段,因给患者带来痛苦而产生精神紧张等反应。因气管插管影响患者语言表达时,易产生不安全感和恐惧感。

　　(4)病房环境因素:病房里的各种噪声、密集的治疗仪器和设备、医护人员忙碌的身影、紧张的抢救氛围等,都可造成患者听、视觉的超负荷,带来较大的心理压力,导致生物钟节律紊乱、睡眠不足和身心极度疲倦,从而产生高度焦虑、烦躁和失眠等不良心理反应。由于缺乏必要的信息交流,患者易产生孤独、恐惧、忧郁和厌世等消极情绪。因此,与亲友的隔离易产生分离性焦虑反应。

　　(二)急危重症患者心理护理

　　心理护理是指由护士通过各种方式和途径(包括主动运用心理学的理论和技能),积极地影响患者的心理状态,以使患者达到其自身的最佳身心状态。是建立在护士与患者互相信任、相互沟通的良好治疗性人际关系基础之上的。

　　1.急危重症患者心理护理要点　　急危重症患者心理反应复杂多变,时常一个护士要同时面对几位心理状态完全不同的患者,在实施心理护理时,要特别注意以下几个问题。

　　(1)正确区别轻重缓急:首先区别患者病情的轻重缓急,优先处理最紧急、严重危害身心健康的心理反应。

　　(2)方向性和目的性:根据患者的心理特点,有的放矢地解除其心理问题。

　　(3)沉着冷静,有条不紊:抢救患者时,要沉着稳重、严肃认真、有条不紊,以此稳定患者情绪,切不可有惊慌失措的动作和表现,以免加重患者的恐慌和心理负担。

　　(4)心理护理与救护处置同步进行:情况允许时,护士可边观察,边了解患者的心理反应,或边实施操作边简明扼要说明意图,以达到既消除患者疑虑又取得良好合作的目的。

　　(5)心理换位:主动与患者进行"心理换位",谅解患者的过激行为,对自杀未遂者要加倍爱护,密切观察,不能训斥、嘲讽、讥笑,以免增加患者的负罪感。应及时医治或积极预防患者的心理创伤,想方设法使其在心理上尽快适应急诊情况。帮助患者改变不良的认知,学会正确处理社会和生活中的各种矛盾,增强应对能力,提高心理健康水平。

　　(6)心理支持:积极动员患者亲朋好友等社会支持系统给患者以心理支持。急诊患者多有亲友或同事陪送,护士应从举止言谈上给他们以适当安慰和必要的指导,使其知道如何配合医疗护理工作,如何支持和鼓励患者。少数危重患者有可能抢救无效,应先告知家属,使他们有充分心理准备;对救治无效死亡的患者,应和其家人一道做好善后工作。

2.急危重症患者心理护理措施

(1)稳定情绪,疏导不良心理:这类患者情绪反应强烈,对疾病有直接影响。例如:急性心肌梗死患者,情绪不稳定有可能导致病情急剧恶化,甚至死亡。因此,稳定患者情绪是急救过程中不可忽视的工作。护士应有高度的责任心和同情心,沉着稳重、有条不紊地进行抢救护理,使患者情绪稳定,对治疗产生信心。与患者、家属交流时,态度礼貌、诚恳,语言通俗易懂。鼓励患者用语言或非语言的方式表达自己的情感,说出忧虑的、害怕的、关心的或希望实现的事情,并给他们适当的安慰和必要的心理疏导,减轻或消除他们的紧张心理。

(2)给予心理支持:心理支持是指所采用的各种心理治疗手段都能够在精神上给患者以不同形式和不同程度的支持。护士健康的心理、积极的言行都可直接影响患者的内心世界,使患者内心产生一种积极获取健康的内在动力,或使那些心理处于极端矛盾和困惑的患者减轻或解脱痛苦,心态趋于平和。有积极意义的治疗信息应及时反馈给患者,增强其治疗信心。同时,还要动员社会、家庭各方面的支持力量。目前许多研究表明,家属探视并不是造成院内感染的主要因素,因此,适度开放 ICU 探视制度,可降低 ICU 患者和其家属的焦虑程度,增强患者的信心,减轻孤独感。

(3)提供良好的人文环境和物理环境:尽可能多陪伴患者,以减轻物化现象对患者造成的心理压力;不向患者提任何要求,暂时认同其当前的应对方式,如喊叫、哭泣等;不与患者进行争辩;与患者交流时态度和蔼,语气平和,以示理解和同情;减少对患者感官的不良刺激,提供安静的休息环境,避免与也具有焦虑等反应的家属密切接触交谈。总之,应尽量为患者提供一个良好的人文环境和物理环境。

(4)提供心理健康指导:帮助患者客观看待自己的病情,以较客观合理的认识和信念取代不合理的信念与态度。告诉患者只有建立较为健康的看法与态度,才能产生健康的心理。鼓励患者勇于面对现实,面对未来,树立新的生活目标。提高其自信心,强化其已有的成就。指导患者有效地使用心理防御性措施,降低悲哀反应,如在丧失健康初期使用否认、合理化等心理防御机制,具有一定的保护作用。

(三)减轻患者家属心理压力的措施

1.向家属提供患者的相关信息,并解答其疑问。

2.给予患者家属情感上支持。护理人员主动介绍自我,倾听家属的顾虑,表示愿意与家属一起讨论解决患者所面临的各种治疗和护理问题,使家属感到受尊重,能对家属情绪上的需要提供很大的帮助。

3.及时与家属沟通患者病情及治疗效果方面的信息,在不影响治疗和护理的前提下,尽量让家属陪伴患者,并体谅家属在患者旁边持续徘徊的心情。

4.给家属适当的心理安慰和必要的心理指导,告诉家属如何配合医疗护理工作,以及如何关心、支持和鼓励患者。

5.对有可能抢救无效死亡的患者,事先通知家属,使其有一个逐步接受现实的心理过程,建立较好的心理应对机制。

6.当患者经抢救无效死亡时,家属会因极度悲伤而哭泣,护理人员不要马上制止,应在其身旁陪伴一会,以示理解,并根据情况适当安慰、劝解。然后和家属一起严肃、认真地做好善后护理工作,体现对死者的尊重和对家属的同情、关心,做好家属的心理疏导工作。

五、急诊科护士的法律责任

（一）护理人员应尽的义务

1.护理人员应当遵守法律、法规、规章和诊疗技术规范。

2.护理人员发现患者病情危急，应当立即通知医师。在紧急情况下为抢救垂危患者生命，应当先行实施必要的紧急救护。

3.护理人员应当尊重、关心、爱护患者，保护患者隐私。

4.护理人员有义务参与公共卫生和疾病预防控制工作。发生自然灾害、公共卫生事件等严重威胁公众生命健康的突发事件，护理人员应当服从安排，参加医疗救护。

（二）急诊科护理人员的法律责任

急诊科护理人员遵守相关护理法规，认真履行《护士条例》和《中华人民共和国侵权责任法》有关医疗损害责任的规定，切实保障急诊护理工作安全。

1.对于自杀、他杀、交通事故、殴斗致伤及其他涉及法律问题的伤病员，预检护士应立即通知急诊科主任、医务部，并上报治安部门。医护人员应实行人道主义精神，积极救治，同时应增强法制观念，提高警惕。

2.涉及法律问题的伤病员在留观期间，病历要注意保管，切勿遗失或被涂毁。对医疗工作以外的问题不随便发表自己的看法。

3.若是服毒患者，须将患者的呕吐物、排泄物留取送毒物鉴定。若系昏迷伤员，需与陪送者共同检查其财物，有家属在场时应交给家属（要有第三者在场），若无家属由值班护士代为保管，但应同时有两人签写财物清单。

4.处理及执行医嘱。医嘱是护理人员对患者实施治疗及护理的法律依据。在执行医嘱前，应熟知各项医疗护理常规，各种药物的作用、副作用及使用方法；在执行医嘱时，应仔细核查，并确信无误后，再准确及时地执行。随意篡改或无故不执行医嘱均属违法行为。

如果对医嘱有疑问，应进行核查；若发现医嘱有明显错误时，有权拒绝执行。为了保护患者和自己，护理人员在执行医嘱时应注意以下几点：

（1）应准确及时地执行医嘱。

（2）若患者对医嘱提出疑问，护士应核实医嘱的准确性。

（3）患者病情发生变化时，应及时通知医生，并与医生协商是否修订医嘱。

（4）谨慎对待口头医嘱。一般不执行口头或电话医嘱。在抢救等特殊情况下，必须执行口头医嘱时，护士应向医生复述一遍，确信无误后方可执行。抢救完毕后，应尽快记录，并催促医生及时补上书面医嘱。

（5）慎重对待"必要时"等形式的医嘱。

（6）护理人员发现医嘱违反法律、法规、规章或者诊疗技术规范规定的，应当及时向开具医嘱的医师提出；必要时，应当向该医师所在科室的负责人或者医疗卫生机构负责医疗服务管理的人员报告。

5.遵章守纪，具备慎独修养。急诊科护理人员在完成独立进行的护理活动时，应明确自己的职责范围、工作单位的政策及要求，超出自己职能范围或没有遵照规范要求而对患者产生了伤害，负有不可推卸的法律责任。

6.尽量不委托他人实施护理。只有在情况特殊，必须委托他人实施护理活动时，才不得已而为之,但应做到心中有数,即必须明确被委托人有胜任此项工作的能力。否则,委托者负有不可推卸的责任。

7.护理记录的法律责任。护理记录包括体温单、执行医嘱的记录、患者的监护记录等。它是患者病情发展的真实记录,是严肃的法律文件。在发生医疗纠纷时,其所提供的诊治真实经过,是重要的法律证据或线索。丢失、涂改、隐匿、仿造或销毁护理记录,都是法律所不允许的行为。因此,护理人员在书写临床护理记录时,应遵循及时、准确、完整、客观和真实的原则。

8.出、入院涉及的法律问题。接收患者入院的唯一标准是患者病情的需要。任何人没有任何权利将经济困难而生命垂危的患者拒之门外。护理人员接待急需抢救的危重患者时,必须具备高度的责任心和使命感,应全力以赴地创造有利条件,配合医生及其他医务人员对患者进行紧急救治。

9.加强对麻醉药品及物品的管理。麻醉药品应按国家对麻醉药品管理相关条例实行专人专柜保管,并且在轮班时进行交接班。另外,护理人员还负责保管、使用各种贵重药品、医疗用品、办公用品等。

10.患者死亡及有关问题的处理。患者在死亡前常留下遗嘱,护理人员在作为见证人时应注意患者的遗嘱是在其完全清醒、有良好判断及决策能力的情况下所立的。患者死亡后,护理人员应填写有关卡片,做好详细准确的记录,特别是患者死亡时间,以防产生法律纠纷。

第二节　多发伤的护理

多发伤是指在同一致伤因素作用下,机体有两个或两个以上解剖部位或脏器同时或相继遭受严重损伤,且其中至少有一处损伤可危及生命或并发创伤性休克。

一、评估要点

1.病因评估　评估患者是何种原因造成的伤害(常见的有交通伤、挤压伤、坠落伤、地震伤等),根据外力作用的方向,了解脏器有无损伤及损伤程度。

2.症状体征评估

(1)评估生命体征、肢体活动情况、尿量变化、气道是否通畅、是否有通气不良、有无鼻翼扇动、胸廓运动是否对称、呼吸音是否减弱、有无气胸或血胸等。病情复杂、伤势严重,多表现为生理功能急剧紊乱,如脉搏细弱、血压下降、氧合障碍等。

(2)评估循环情况,有无活动性出血,出血量多少,判断是否休克。

(3)根据不同部位、脏器和损伤程度,早期临床表现各异:颅脑伤表现为不同程度的神志改变和瞳孔变化;胸部伤多表现为呼吸功能障碍、循环功能紊乱、低氧血症和低血压等;腹部伤早期表现为腹内出血、腹膜刺激征、腹膜后大血肿或低血压等;脊柱、脊髓损伤可出现肢体运动障碍或感觉障碍等;长骨干骨折可表现肢体变形或活动障碍等。

(4)并发症:创伤性休克、脂肪栓塞综合征、应激性溃疡出血、急性肾衰竭、创伤后应激障碍、下肢静脉血栓等。

二、急救护理

1.开放气道,松开衣领,头偏向一侧,迅速清除口鼻咽腔分泌物,保护颈椎的同时,防止舌后坠,解除呼吸道梗阻,确保氧气顺利吸入,必要时给予气管插管、气管切开、机械通气。

2.迅速建立两路以上有效的静脉通道,确保液体顺利输入,补充有效循环血量,积极进行抗休克治疗;必要时配血,快速输血;留置导尿管,观察尿量。

3.及早控制出血,有活动性出血者,迅速控制外出血,加压包扎、用止血带止血等;有内出血者,查明内出血原因并予以消除,必要时行急诊手术。

4.对于胸部开放性创口,应迅速用各种方法将创口暂时封闭;对于张力性气胸,应尽快穿刺,行胸腔闭式引流术,必要时行开胸手术。

5.有颅脑损伤者,应注意防止脑水肿。可用20%甘露醇、地塞米松或甲泼尼龙等,并局部降温。防止吸入呕吐物。一旦明确颅内血肿,应迅速钻孔减压。

6.疑有腹腔内出血时,应立即行腹腔穿刺术或B型超声检查,并尽快输血,防止休克。做好剖腹探查准备。

7.对伤员的断离肢体,应用无菌包布或干净布包好,外套塑料袋,周围置冰块低温保存,冷藏时防止冰水侵入断离创面或血管腔内。切忌将断离肢体浸泡于任何液体中。断肢随伤员一同送往医院,及早做再植手术。

8.伤口内异物不要随意取出。创面有外露的骨折断端、肌肉、内脏等,严禁将其回纳至伤口内;有骨折时应临时固定;脑组织脱出时,应先在伤口周围加垫圈保护脑组织,不可加压包扎。

三、健康教育

1.宣传创伤带来的死亡与残疾的严重后果及其预防的重要意义,引起患者的重视。

2.严格执行各种工、农业安全生产制度及措施,自觉加强安全防护,防止发生人身伤亡事故。

3.严格执行交通管理制度,限制车辆高速行驶,减少事故的发生。

4.指导患者遵医嘱按时用药,配合各种治疗。

5.加强对患者及其家属的心理指导,增强患者康复的信心。

6.加强营养,合理膳食,促进伤口愈合及疾病的恢复。

7.出院后,继续加强预防压疮及肺部并发症的护理措施,勤翻身、叩背,指导患者深呼吸,有效地咳嗽排痰。

8.指导患者循序渐进地加强肢体的功能锻炼。

第三节　急腹症的护理

急腹症(又称急性腹痛)是以突然剧烈腹痛为首要症状的疾病的总称,具有发病急、进展快、病情重、需要早期诊断和紧急处理的临床特点。

一、评估要点

1.病因评估　腹腔及其邻近器官的病变,全身的代谢紊乱,以及毒素、神经因素等都可导致急腹症,应以腹痛为重点,评估病史。

2.症状体征评估

(1)腹痛的特征:包括腹痛的病因、诱因、开始部位、性质、转变过程、程度等。急性阑尾炎患者右下腹痛转为全腹痛往往是合并穿孔的征兆;阵发性绞痛是肠梗阻的表现,当转为剧痛、持续性疼痛时提示肠绞窄、肠坏死的可能。

(2)伴随的症状:体温升高、呕吐频繁、腹胀加重、大便转为血性便及尿量锐减等常常是病情恶化的表现之一,应提高警惕,善于识别。

(3)并发症:肺部感染、左心衰竭、右心衰竭、全心衰竭、血栓、脑出血、肠粘连、肠梗阻、手术切口感染等。

(4)辅助检查:白细胞计数提示有无炎症和中毒;红细胞、血红蛋白可用于判断有无腹腔内出血;尿中大量红细胞提示泌尿系统损伤或结石;尿胆红素阳性提示梗阻性黄疸;疑有急性胰腺炎时,血、尿或腹腔穿刺液淀粉酶明显增高;腹腔脓性穿刺液涂片镜检,革兰氏阴性杆菌常提示继发腹膜炎,溶血性链球菌提示原发性腹膜炎,革兰氏阴性双球菌提示淋菌感染;人绒毛膜促性腺激素(HCG)测定对诊断异位妊娠有帮助。

二、急救护理

1.严密观察病情变化,监测生命体征。

2.腹痛的处理　诊断不明者慎用吗啡类镇痛药,以免掩盖病情;明确原因后遵医嘱应用镇痛药物。

3.非手术治疗　禁食、胃肠减压;维持水、电解质及酸碱平衡,纠正营养失调;适当给予镇静药;密切观察患者的症状、腹部体征、实验室检查的结果。

4.手术治疗　尽可能对原发病灶做根治性处理,清除腹腔积液、积脓,并合理放置引流管。

5.饮食与体位　病情较轻者给予流质饮食或半流质饮食,并控制进食量。胃肠减压的患者,胃管拔出、肛门排气后开始进食。一般采取半坐卧位,使腹腔渗液积聚在盆腔,便于吸收或引流,且有利于呼吸、循环功能。合并休克者宜采取中凹卧位或平卧位。

6.做好静脉输液通路及各种引流管的护理,注意引流管是否通畅,观察引流物性质和量的变化。

7.四禁　禁服泻药、禁止热敷、禁止活动和禁止灌肠,以免增加消化道负担或造成炎症扩散。

8.对症护理　缺氧者给予氧疗;呼吸困难者早期机械通气辅助呼吸;合并黄疸者,给予维生素 K 和保肝药物;急性出血坏死性胰腺炎,应及时补钙。

9.抗感染　遵医嘱应用抗生素,严格执行给药制度,观察疗效及不良反应。

10.抗休克　及时补充水、电解质、维生素、蛋白质,准确记录 24 h 出入水量。

三、健康教育

1. 养成良好的卫生和饮食习惯,戒烟戒酒。

2. 均衡膳食,少食多餐,禁食刺激性及变质食物。

3. 积极控制诱因,有溃疡病者,应遵医嘱服药;肠胃功能差者,避免服用阿司匹林、吲哚美辛、皮质类固醇等;胆道疾病和慢性胰腺炎患者,需适当控制油腻饮食;反复发生粘连性肠梗阻者,应当避免暴饮暴食及饱食后剧烈活动;月经不正常者,应及早就医。

4. 手术患者应该早期下床活动,防止肠粘连。

5. 劳逸结合,保持良好心态,定期门诊随访,如有不适,及时就诊。

第四节　休克的护理

休克是指机体受到强烈致病因素侵袭后,有效循环血容量锐减、组织血液灌注不足所引起的以微循环障碍、代谢障碍和细胞受损为特征的病理性症候群,是严重的全身性应激反应。此时,机体处于细胞缺氧和全身重要器官功能障碍的状态。

一、评估要点

1. 病因评估　了解休克的原因,根据不同的病因采取相应的治疗措施,评估有无因此而导致的微循环障碍、代谢改变及内脏器官继发性损害等。

(1)低血容量性休克:常因大量出血或体液积聚在组织间隙导致有效循环血量减少所致。如大血管破裂或脏器(肝、脾)破裂出血,或各种损伤(骨折、挤压综合征)及大手术引起血液及血浆同时丢失。前者为失血性休克,后者为创伤性休克。见于严重创伤、大出血、严重呕吐、严重腹泻以及严重烧伤等。

(2)心源性休克:主要由心功能不全引起的,见于急性心肌梗死、严重心肌炎、心包压塞等。

(3)梗阻性休克:见于心脏压塞、张力性气胸、肺栓塞等。

(4)感染性休克:多由严重感染、体内毒性物质吸收等所致。

(5)过敏性休克:系对药物或免疫血清等过敏而引起。

(6)神经源性休克:见于外伤骨折、剧烈疼痛和脊髓麻醉过深等。

2. 症状体征评估　休克早期体征是体内各种代偿功能发挥作用的结果,晚期体征则是器官功能逐渐衰竭的结果。

(1)临床休克分期:

1)第一期(代偿性休克期):患者神志清醒,但可有烦躁不安、恶心、呕吐,脉搏细速,收缩压正常或偏低,舒张压轻度升高,脉压减小。因外周血管收缩,面部皮肤苍白,口唇和甲床发绀,毛细血管充盈时间延长,肢体湿冷,出冷汗,尿量减少。此时体内各种代偿与防御机制正在积极发挥作用,如及时发现并给予有效治疗,则可使病情好转,否则将进一步恶化,进入失代偿期。

2)第二期(失代偿性休克期):代偿机制已不能补偿血流动力学紊乱,患者出现重要器官灌注不足的临床表现,如乏力、表情淡漠、反应迟钝、脉搏细速、呼吸表浅、皮肤湿冷、肢端青紫,收缩压下降至 60~80 mmHg,脉压减小,表浅静脉萎陷,每小时尿量少于 20 mL,严重时可陷入昏迷状态,呼吸急促,收缩压低于 60 mmHg,无尿。此时若不积极救治,将发展为不可逆性休克。

3)第三期(不可逆性休克期):过度和持续的组织灌注减少将导致弥散性血管内凝血(DIC)的发生和多器官损害,引起出血倾向和心、脑、肾、肺等重要器官功能障碍的临床表现,甚至进一步发展为多器官功能衰竭而死亡。

(2)不同类型休克的特征性症状:

1)低血容量性休克:外周静脉塌陷,脉压减小,血流动力学改变,中心静脉压和肺毛细血管楔压降低,心排血量减少,外周血管阻力增加。

2)心源性休克:有血流动力学改变,心排血量减少,中心静脉压和肺毛细血管楔压升高,外周血管阻力增加。

3)梗阻性休克:肺栓塞时出现剧烈胸痛、呼吸困难、颈静脉怒张、肝脾大及压痛等;心包压塞患者可出现奇脉,听诊心音遥远。

4)感染性休克:有发热、寒战;早期四肢皮肤温暖,血压正常或偏高,心动过速;晚期四肢皮肤湿冷,血压下降。

5)过敏性休克:接触某种过敏原后迅速发生呼吸困难、皮肤红肿或发绀、心动过速和低血压等。

6)神经源性休克:由于剧烈的神经刺激引起血管活性物质释放,血管调节功能异常,外周血管扩张,从而导致有效循环血量减少,组织器官灌注不良及功能受损。

二、急救护理

1. 病情观察

(1)严密观察生命体征的变化,观察有无呼吸浅快、脉搏细速、心率增快、脉压减小<20 mmHg、收缩压<90 mmHg 或较前下降 20~30 mmHg、氧饱和度下降等表现。

(2)严密观察患者的意识状态,瞳孔大小和对光反射,是否有兴奋、烦躁不安或神志淡漠、反应迟钝、昏迷等表现。

(3)密切观察患者皮肤颜色、色泽,有无出汗、苍白、皮肤湿冷、花斑、发绀等表现。

(4)观察中心静脉压(CVP)的变化。

(5)严密观察每小时尿量,是否<30 mL,同时注意尿比重的变化。

(6)注意观察电解质、血常规、血气分析、凝血功能及肝肾功能等检查结果的变化,以了解患者其他重要脏器的功能。

(7)密切观察用药治疗后的效果及不良反应。

2. 对症护理

(1)体位:去枕平卧,取床头抬高 10°~20°、床尾抬高 20°~30°的中凹体位,保持患者安静,在患者血压不稳定的情况下不能随意搬动患者。心力衰竭或存在肺水肿者可采用半卧或端坐位。

(2)供氧:保持气道通畅,高流量(6~8 L/min)供氧,及时清除口、鼻、气道分泌物,避免误吸。对于昏迷并呼吸衰竭患者,配合医生行气管插管或气管切开术,做好人工气道的护理。

（3）建立静脉通路：补液是抗休克的基本治疗手段，应尽快建立静脉通路；外周静脉萎陷穿刺困难者可选择外周大静脉穿刺置管、静脉切开甚至中心静脉置管等；必要时行血流动力学监测以指导补液治疗。保持静脉通路通畅，并妥善固定，防止休克初期患者躁动而意外拔管。

（4）补充血容量：血容量的补充应以能够维持心脏适当的前、后负荷为度，可根据临床指标（意识、血压、心率、尿量等）和 CVP 逐步输入晶体溶液，应注意防止输液过多过快而诱发医源性心力衰竭。在休克治疗后期，循环状态逐渐稳定后，常易发生补液过量导致容量负荷过重，出现肺水肿，应及时给予利尿、脱水治疗。创伤及大出血的患者应尽快止血，并遵医嘱尽早输入血制品。注意配伍禁忌、药物浓度及滴速，用药后要及时记录药物疗效。

（5）纠正酸碱平衡失调及电解质紊乱：应及时发现各种酸碱平衡失调及电解质紊乱并尽快纠正。休克时代谢性酸中毒最常见，若改善通气及补足血容量后休克症状缓解不明显时，可给予 $100\sim250$ mL 碳酸氢钠溶液静脉滴注。

3.药物护理　遵医嘱给予多巴胺、去甲肾上腺素、间羟胺、肾上腺素等药物应用。足量输液后血压仍不稳定，或休克症状无缓解、血压继续下降者，应使用血管活性药物，其目的在于通过正性肌力作用增加心排血量，通过选择性缩血管作用增加重要脏器的血流量。保持血压于 $(110\sim130)/(60\sim80)$ mmHg 较适宜，过高可增加心肌氧耗及心脏负荷，应注意避免。用药过程中注意防止药物外渗。

4.患者护理　保持病室环境安静，温湿度适宜。加强对患者的保温，休克患者体表温度多有降低，应给予加盖棉被、毛毯等措施保暖，禁用热水袋、电热毯等方法，避免烫伤。体温过高时要采取适当措施降温。

三、健康教育

1.创造安静、舒适的环境，减轻患者及其家属的紧张、焦虑情绪。

2.过敏性休克因其机制不同，其临床表现亦不相同，临床症状有轻有重。应尽量避免接触易引起过敏的物质，及早到医院诊治，找出致病原因，对症治疗，以绝后患。

3.绝对卧床，减少活动，积极防治感染。

第五节　高热的护理

高热是指体温超过 $39\ ℃$。根据致热源的性质和来源不同，常分为感染性和非感染性两大类。感染性高热以细菌引起的最多见，病毒次之。非感染性高热则多见于结缔组织病和肿瘤，其次为中枢性高热、中暑。

一、评估要点

1.病因评估

（1）季节：高热性疾病有较强的季节性，如胃肠道感染、乙型脑炎、疟疾夏季多见，而呼吸道感染以冬、春季发病率高。

（2）流行病学史：是否到过流行疫区，有无接触过传染病患者。

2.症状体征评估

(1)热型

1)稽留热:体温维持在 38~40 ℃或以上,持续数天或数周,每天体温上下波动不超过1 ℃。见于肺炎、伤寒等。

2)间歇热:高热与无热交替出现。常见于疟疾、肾盂肾炎和淋巴瘤。

3)弛张热:体温超过 39 ℃,波动幅度大,体温上下波动在 2 ℃以上。见于败血症、风湿热、心内膜炎等。

4)不规则热:发热无规律。常见于癌性发热、流行性感冒、支气管肺炎等。

(2)伴随症状和体征:常见寒战、结膜充血、单纯疱疹、淋巴结肿大、肝脾大、出血、关节肿痛、皮疹、昏迷。

二、急救护理

1.一般护理 要求患者绝对卧床休息。

2.病情观察

(1)密切观察生命体征,监测体温,必要时测量肛温。观察降温效果及患者反应,当体温骤降至 36 ℃以下时,停止降温并酌情保暖,注意观察有无大汗、血压下降等现象,避免体温骤降发生虚脱,尤其是对年老体弱及心、肾疾病患者。

(2)观察高热的伴随症状及严重程度,监测呼吸、脉搏和血压。

(3)观察神经系统症状,有无意识障碍、昏迷、惊厥等。

(4)观察有无皮疹及皮疹的形状、颜色、分布、出疹日期、出疹顺序及特点,有无出血点、紫癜。

3.对症护理

(1)病因治疗:高热急救的关键是积极针对病因进行抢救。如病因不明确,应慎用退热药和抗生素,以免掩盖病情,延误急救时机。

(2)遵医嘱合理选用退热药物:首选对乙酰氨基酚,严格遵循适应证和用法,忌用于有肝脏疾病或肝移植患者,避免肝脏损害;次选阿司匹林,但应注意避免酒后服用,以免加重对胃黏膜的刺激,导致胃出血,另外哮喘患者避免使用,因有加重哮喘和过敏反应的危险;对阿司匹林过敏及有溃疡病、肾功能不全和出血性疾病的患者慎用布洛芬。

(3)物理降温:冰帽、冰袋、冰毯、温水或酒精擦浴。用温热水擦浴时应防止发生寒战。中暑患者用冷水擦浴。

(4)纠正电解质紊乱,高热惊厥或谵妄患者可用镇静药。

(5)检查:血常规、尿常规、红细胞沉降率或 C 反应蛋白、风湿系列(包括抗核抗体、类风湿因子、双链 DNA 等)、血培养(使用抗生素前)、病毒系列(血、各种体液标本中病毒特异性 IgM 和检测病毒抗原等)、胸部 X 射线平片、超声检查(心脏和腹部脏器)、腹部 CT。体格检查及相应的辅助检查可明确发热原因。

4.饮食护理 给予高蛋白、高热量、高维生素易消化的流质或半流质饮食。鼓励患者多饮水,每日不少于 3000 mL。不能进食者遵医嘱给予静脉输液或鼻饲。

5.安全护理 对谵妄、烦躁不安、昏迷的患者应加床挡或约束带,以防坠床。

6.其他护理

(1)对老年患者出现持续高热时,应慎用解热镇痛药,降温的同时补充体液极为重要。

(2)对高热原因待查,疑似传染病者,先行一般隔离,确诊后再按传染病处理。

三、健康教育

1.注意及时增减衣物,预防上呼吸道感染。

2.日常要加强体育锻炼,增强机体免疫力。

3.日常增加水的摄入,多食蔬菜、水果。

第三章 神经系统疾病护理

第一节 中枢神经系统功能监护

中枢神经系统或脑与人的知觉、记忆、情感、思维、语言、行为等心理过程息息相关,是人体一切意识和行为的唯一控制系统,其结构和功能十分复杂也十分重要。临床上各种原因或各种疾病的终末期均可造成中枢神经系统的严重损害,甚至是不可逆性的损伤。

一、一般监护

内容包括生命体征的监测,以神经系统功能监测为主。其中,意识水平的监测更为重要。

（一）意识

意识变化的观察是病情观察的重要内容。意识表示大脑皮层机能状态是疾病严重与否的标志之一,如肝昏迷、脑溢血、脑炎、脑肿瘤都可以引起程度不同的意识障碍。意识清醒的患者,思维条理,语言清晰表达准确,对时间、地点、人物判断记忆清楚。意识障碍可根据其程度不同分为下列几种：

1. 意识模糊　为轻度意识障碍,表情淡漠,对周围漠不关心,反应迟钝,对时间、地点、人物的定向力完全或部分发生障碍。

2. 谵妄　意识模糊,知觉障碍,表现语无伦次,幻视、幻听,躁动不安,对刺激反应增强,但多不正确,多见于感染性高热或昏迷之前。

3. 嗜睡　患者整日处于睡眠状态,但可以唤醒,醒后可以回答问话,但很快又入睡。

4. 昏迷　高度的意识障碍,按其程度分为浅昏迷和深昏迷。浅昏迷是虽意识丧失,对周围事物无反应,但压迫眶上神经可出现痛苦表情,各种反射均存在。深度昏迷对外界任何刺激均无反应,各种反射均消失,全身肌肉松弛,血压下降,呼吸不规则,大小便失禁。

（二）瞳孔变化的观察

瞳孔是虹膜中央的小孔,正常直径为 2～5 mm。瞳孔变化是许多疾病,尤其是颅内疾病、药物中毒等病情变化的一个重要指征。认真观察瞳孔的变化,对某些疾病的诊断、治疗及重危患者的抢救都有极其重要的意义,观察瞳孔主要是观察其对光反应与瞳孔异常。

1. 瞳孔对光反应　对光反应是检查瞳孔功能活动的测验。正常人瞳孔对光反应灵敏,用电筒光直接照射瞳孔,瞳孔立即缩小,移去光线或闭合眼睑后瞳孔增大。垂危和昏迷的患者可出现迟钝和消失。

2. 瞳孔异常　正常人瞳孔等大正圆,自然光下直径为 2.5～3 mm,小于 2 mm 为缩小,大于 6 mm 为扩大。双侧瞳孔散大多见于颅内压增高,颠茄类药物中毒等。双侧瞳孔缩小多见于有机磷农药中毒,吗啡、氯丙嗪等药物中毒。单侧瞳孔扩大、固定见于同侧硬脑膜外血肿等。危重患者突然瞳孔散大,常表示病情加重与恶化。

（三）生命体征

一般应 0.5～1 小时测 1 次血压、脉搏、呼吸、体温,并详细记录,以便动态观察。颅内血肿的典型生命体征变化是脉搏缓慢而洪大,血压升高,呼吸慢而深(简称为两慢一高),尤其以前二者更为显著。后颅窝血肿呼吸障碍明显,可突然停止呼吸。

脑疝晚期失代偿阶段,出现脉快而弱,血压下降,呼吸异常,体温下降,一般呼吸先停止,不久心跳也很快停止。

闭合性颅脑损伤早期一般不出现休克表现,若出现血压下降,心跳加快,要尽快查明有无合并损伤,尤其应除外胸腹腔内脏出血。

伤后很快出现高热,多因视丘下部损伤或脑干损伤所致,为中枢性体温调节障碍。而伤后数日体温逐渐增高,多提示有感染性合并症,最常见的是肺炎。

（四）呕吐

发生于颅脑损伤后1～2小时,由于迷走神经刺激而出现呕吐,多为一过性反应,如频繁呕吐,持续时间长,并伴有头痛者,应考虑有蛛网膜下腔出血,颅内血肿或颅内压增高的可能。

（五）局部症状

脑挫裂伤后常出现肢体乏力,单瘫、偏瘫或运动性失语等大脑半球局部功能障碍。如出现共济失调,去大脑强直等症状,说明损伤位于中脑或小脑,下视丘损伤多表现为尿崩症,中枢性高热和血压的改变,视力、视野、听力障碍表示神经的局部损伤。

二、昏迷指数测定

昏迷指数(glasgow coma score, GCS)是以衡量颅脑损伤后意识状态的记分评价标准,GCS 是 Glasgow 大学制订为观察头部损伤患者的意识状态的标准,目前已被 WHO 定为颅脑损伤昏迷状态测定的国际统一方法。实践证明此标准是评定颅脑损伤意识状态的一种准确、简便、快速的方法,对急性脑外伤的病情发展、预后,指导临床治疗等提供了较为可信的数字依据。

（一）测评方法

1. GCS 法　临床采用的国际通用的格拉斯哥昏迷分级,简称昏迷指数法,不仅可以统一观察标准,在外伤患者中还有预测预后的意义。GCS 的分值愈低,脑损害程度愈重,预后亦愈差,而意识状态正常后应为满分。

按此评分法,患者总分13～15分时,昏迷时间一般小于30分钟,相当于我国头部外伤定型标准的轻型;总分在9～12分,伤后昏迷0.5～6小时,相当于中型颅脑外伤;总分3～8分,伤后昏迷时间大于6小时者,相当于重型颅脑外伤;其中总分3～5分属特重型,总分3分,相当于脑死亡。

2. GCS-PB 法　在 GCS 的临床应用过程中,有人提出须结合临床检查结果进行全面分析,同时又强调脑干反射的重要性。为此,Pittsburgh 在 GCS 昏迷评定标准的基础上,补充了另外4个昏迷观察项目,即对光反射、脑干反射、抽搐情况和呼吸状态,合计为7项35级,最高为35分,最低为7分,在颅脑损伤中,35～28分为轻型、27～21分为中型、20～15分为重型、14～7分为特重型脑损伤,此法不仅可判断昏迷程度,亦反映了脑功能受损的水平。

（二）意义

GCS 法可估价中枢神经系统状况,判断脑功能水平。GCS 法简便易行,应用于临床时,对急救、移运、接收新患者都可按此估计,严重者作好抢救准备。GCS 法还可用于护理病历书写以及任何护理记录如特别护理记录单,还可用于病区护理交班报告。GCS法对3岁以下幼儿、听力丧失老人、不合作者、情绪不稳定者、语言不通时可能打出低分,因此,要结合病史、体检和其他有用的检查进行综合考虑。

三、颅内压监测

(一)测压方法

1. 脑室内测压　在无菌条件下,经颅骨钻孔后,将头端多孔的硅胶导管插入侧脑室,然后连接换能器,再接上监护仪即可测试颅内压。

2. 硬膜外测压　将压力换能器放置于硬膜外,避免压迫过紧或过松,以免读数不准,一般高1～3 mmHg(0.133～0.4 kPa),此法颅内感染的机会大大减少,可作长期监测,但装置昂贵,不能普遍应用。

3. 腰部蛛网膜下腔测压　即腰椎穿刺法,此法操作简单,但有一定危险,颅内高压时不能应用此法,同时颅内高压时,脑室与蛛网膜下腔间可有阻塞,测出的压力不能代表颅内压。

4. 纤维光导颅内压监测　是一种比较先进的监测仪器。颅骨钻孔后,将传感器探头以水平位插入2 cm,放入硬脑膜外,此法操作简单,可连续监测,活动时对压力影响不大,常使用。

正常成人平卧时颅内压为　　10～15 mmHg　　　　(1.33～2 kPa)

轻度增高　　　　　　　　　15～20 mmHg　　　　(2～2.7 kPa)

中度增高　　　　　　　　　20～40 mmHg　　　　(2.7～5.3 kPa)

重度增高　　　　　　　　　>40 mmHg　　　　　(>5.3 kPa)

(二)颅内压监测的适应证

迄今尚无一致接受的适应证,神经科领域内,适于有较显著的颅内高压,而病情不稳定,需要严密观察,以便及时处理者:

1. 头部外伤,特别是广泛脑挫裂伤,弥漫性轴索损伤,颅内血肿清除术后病情尚不稳定。

2. 蛛网膜下腔出血,有助于观察再出血。

3. 脑瘤术后。

4. 脑室出血。

5. 高血压脑出血术后。

6. 隐源性脑积水。

7. 巴比妥昏迷治疗。

8. Reye综合征及其他中毒性脑病。

9. 其他原因的颅内高压,病情不稳定者。

(三)影响颅内压监测的因素

1. $PaCO_2$　脑血管反应不受CO_2直接影响,而是由于脑血管周围细胞外液pH的变化而产生作用。$PaCO_2$下降时,pH升高,脑血流量减少,颅内压下降;$PaCO_2$增高时,pH下降,脑血流和脑容量增加,颅内压增高。脑外科手术时,如用过度通气以降低$PaCO_2$,使脑血管收缩,脑血流量减少,颅内压降低。但若$PaCO_2$过低,致使脑血流量太少,则可引起脑缺血、缺氧,导致脑水肿,其损害加重。

2. $PaCO_2$　$PaCO_2$下降至50 mmHg(6.65 kPa)以下时,脑血流量明显增加,颅内压增高。如长期有低氧血症,常伴有脑水肿,即使提高PaO_2至正常水平,颅内压也不易恢复正常,PaO_2增高时,脑血流及颅内压均下降。

3.其他方面影响　气管内插管、咳嗽、喷嚏均可使颅内压升高,颈静脉受压,也能使颅内压升高。体温每降低 1 ℃,颅内压下降 5.5%～6.7%,颅内压与体温高低有关。其他还有血压,颅内压随着血压的升高而升高。

第二节　神经外科危重症患者围术期护理

神经危重症患者的围术期是围绕神经外科手术的一个全过程,从患者决定接受手术治疗开始,到手术治疗直至基本康复,包含手术前、手术中及手术后的一段时间。手术前后护理是指全面评估患者生理、心理状态,提供身、心整体护理,增加患者对手术的耐受性,以最佳状态顺利渡过手术期,预防或减少术后并发症,促进早日康复,重返家庭和社会。

一、手术前患者的护理

(一)护理措施

1.生理准备

(1)一般准备

1)呼吸道准备:有吸烟嗜好者,术前 2 周戒烟。有肺部感染者,术前 3～5 天起应用抗生素;痰液黏稠者,可用抗生素加糜蛋白酶或沐舒坦雾化吸入,每日 2～3 次,并配合拍背或体位引流排痰;哮喘发作者,术前 1 天地塞米松或布地奈德雾化吸入,每日 2～3 次,以减轻支气管黏膜水肿,促进痰液排出。根据患者不同的手术部位进行深呼吸和有效排痰法的训练。深呼吸训练:先从鼻慢慢深吸气,使腹部隆起,呼气时腹肌收缩,由口慢慢呼出。有效排痰法训练:患者先轻咳数次,使痰液松动,而后深吸气后用力咳嗽。

2)胃肠道准备:择期手术患者术前 12 小时起禁食,4 小时起禁水。

3)排便练习:绝大多数患者不习惯在床上大小便,容易发生尿潴留和便秘,尤其老年男性患者,因此术前必须进行排便练习。

4)手术区皮肤准备:术前两小时充分清洁手术野皮肤和剃除毛发,若切口不涉及头、面部、腋毛、阴毛,且切口周围毛发比较短少,不影响手术操作,可不必剃除毛发。如毛发影响手术操作,则应全部剃除。手术前 1 天协助患者沐浴、洗头、修剪指甲,更换清洁衣服。备皮操作步骤:①做好解释工作,将患者接到治疗室(如在病室内备皮应用床帘或屏风遮挡),注意保暖及照明;②铺橡胶单及治疗巾,暴露备皮部位;③用持物钳夹取皂液棉球涂擦备皮区域,一手绷紧皮肤,一手持剃毛刀,分区剃净毛发;④剃毕用手电筒照射,仔细检查是否剃净毛发;⑤用毛巾浸热水洗去局部毛发和皂液。

5)休息:充足的休息对患者的康复起着不容忽视的作用。促进睡眠的有效措施包括:①消除引起不良睡眠的诱因;②创造良好的休息环境,保持病室安静,避免强光刺激,定时通风,保持空气新鲜,温、湿度适宜;③提供放松技术,如缓慢深呼吸、全身肌肉放松、听音乐等自我调节方法;④在病情允许下,尽量减少患者白天睡眠的时间和次数,适当增加白天的活动量;⑤必要时遵医嘱使用镇静安眠药,如地西泮、水合氯醛等,但呼吸衰竭者应慎用。

(2)特殊准备

1)营养不良:术前血清白蛋白在 30～35 g/L 时应补充富含蛋白质的饮食。根据病情及饮食习惯,与患者、家属共同商讨制定富含蛋白、能量和维生素的饮食计划。若血清白蛋白低于 30 g/L,则需静脉输注血浆、人体白蛋白及营养支持,以改善患者的营养状况。

2)脱水、电解质紊乱和酸碱平衡失调:脱水患者遵医嘱由静脉途径补充液体,记录 24 小时出入液量,测体重,纠正低钾、低镁、低钙及酸中毒。

3)心血管疾病:血压过高者,给予适宜的降压药物,使血压平稳在一定的水平,但不要求降至正常后才手术;对心律失常者,遵医嘱给予抗心律失常药,治疗期间观察药物的疗效和副作用;对贫血者,因携氧能力差,影响心肌供氧,手术前应少量多次输血纠正;对长期低盐饮食和服用利尿剂者,加强水、电解质监测,发现异常及时纠正;急性心肌梗死者 6 个月内不行择期手术,6 个月以上且无心绞痛发作者,在严密监测下可施行手术;心力衰竭者最好在心力衰竭控制 3～4 周后再进行手术。

4)肝疾病:轻度肝功能损害不影响手术耐受性;但肝功能损害较严重或濒临失代偿者,必须经长时间严格准备,必要时静脉输注葡萄糖以增加肝糖原储备;输注人体白蛋白液,以改善全身营养状况;少量多次输注新鲜血液,或直接输注凝血酶原复合物,以改善凝血功能;有胸腔积液、腹水者,在限制钠盐摄入的基础上,使用利尿剂。

5)肾疾病:凡有肾病者,应作肾功能检查,合理控制饮食中蛋白质和盐的摄入量及观察出入量,如需透析,应在计划 24 小时以内进行,最大限度地改善肾功能。

6)糖尿病:糖尿病患者对手术耐受性差,手术前应控制血糖于 5.6～11.2 mmol/L、尿糖(＋)～(＋＋)。原接受口服降糖药治疗者,应继续服用至手术前 1 天晚上;如果服用长效降糖药如氯磺丙,应在术前 2～3 天停服;禁食患者静脉输注葡萄糖加胰岛素维持血糖轻度升高状态(5.6～11.2 mmol/L)较为适宜;平时用胰岛素者,术前应以葡萄糖和胰岛素维持正常糖代谢,在手术日晨停用胰岛素。糖尿病患者在术中应根据血糖监测结果,静脉滴注胰岛素控制血糖。

7)皮肤护理:预防压疮发生。

2.心理护理和社会支持

(1)心理护理:护士热情、主动迎接患者入院,根据其性别、年龄、职业、文化程度、性格、宗教信仰等个体特点,用通俗易懂的语言,从关怀、鼓励出发,就病情、施行手术治疗的必要性和重要性、术前准备、术中配合和术后注意点作适度的解释,建立良好的护患关系,缓解和消除患者及家属焦虑、恐惧的心理,使患者以积极的心态配合手术和手术后治疗。NCCU 护士在术前到病房访视患者,对患者进行一对一交流,进行针对性的心理护理,有助于术后更加安全有效的实施监测治疗。探视时应鼓励患者倾诉术前的心理感受,全面的向患者及家属解释病情,向患者说明颅脑实施手术的必要性,保守治疗的局限性。术后疼痛是很多患者最担心的问题,可以告知患者,术后镇痛措施已较成熟,对于各种原因引起的、各种程度的、不同敏感程度的人群术后疼痛均有相应应对方法,其镇痛效果是令人满意的。

(2)社会支持:术前安排患者与手术成功者同住一室;安排家属及时探视;领导、同事和朋友要安慰、鼓励患者,只要有可能,应允许患者的家庭成员在场,这样可降低患者的心理焦虑反应。但要注意家庭成员的负性示范作用。因此患者和家属同时接受术前教育是非常重要的,只有这样才能起到社会支持作用。

二、手术后患者的护理

（一）护理措施

1. 体位 根据麻醉及患者的全身状况、术式、疾病的性质等选择卧位，使患者处于舒适和便于活动的体位。麻醉未清醒前，应去枕平卧，头偏向一侧，以防呕吐物误入气道造成误吸；意识清醒血压平稳后，宜采用头高位，抬高床头 15°～30°，以利于颅内静脉回流，降低颅内压；椎管脊髓手术后，不论仰卧位或侧卧位都必须使头颈和脊柱的轴线保持一致，翻身时要防止脊柱屈曲或扭转；脑脊膜膨出修补术后，切口应保持在高位以减轻张力并避免切口被大小便所污染造成感染。

2. 维持呼吸与循环功能

（1）生命体征的观察：根据手术大小，定时监测体温、脉搏、呼吸、血压。病情不稳定或特殊手术者，应送入重症监护病房，随时监测心、肺等生理指标，及时发现呼吸道梗阻、伤口、胸腹腔以及胃肠道出血和休克等的早期表现，并对症处理。

1）血压：手术后或有内出血倾向者，必要时可每 15～30 分钟测血压一次，病情稳定后改为每 1～2 小时一次，并做好记录。

2）体温：体温变化是人体对各种物理、化学、生物刺激的防御反应。术后 24 小时内，每 4 小时测体温一次，随后每 8 小时 1 次，直至体温正常后改为 1 天 2 次。

3）脉搏：随体温而变化。失血、失液导致循环容量不足时，脉搏可增快、细弱、血压下降、脉压变小。但脉搏增快、呼吸急促，也可为心力衰竭的表现。

4）呼吸：随体温升高而加快，有时可因胸、腹带包扎过紧而受影响。若术后患者出现呼吸困难或急促，应警惕肺部感染和急性呼吸窘迫综合征的发生。

（2）保持呼吸道通畅

1）防止舌后坠：一般全麻术后，患者口腔内常留置口咽通气管，避免舌后坠，同时可用于抽吸清除分泌物。患者麻醉清醒喉反射恢复后，应去除口咽通气管，以免刺激诱发呕吐及喉痉挛。舌后坠者将下颌部向前上托起，或用舌钳将舌拉出。

2）促进排痰和肺扩张：①麻醉清醒后，鼓励患者每小时深呼吸运动 5～10 次，每 2 小时有效咳嗽一次；②根据病情每 2～3 小时协助翻身一次，同时叩击背部，促进痰液排出；③使用深呼吸运动器的患者，指导正确的使用方法，促进患者行最大的深吸气，使肺泡扩张，并能增加呼吸肌的力量；④痰液黏稠患者可用超声雾化吸入（生理盐水 20 mL 加沐舒坦 30 mg），每日 4～6 次，每次 15～20 分钟，使痰液稀薄，易咳出；⑤呼吸道分泌物较多，体弱不能有效咳嗽排痰者，给予导管吸痰，必要时可采用纤维支气管镜吸痰或气管切开吸痰；⑥根据病情适当给氧，以提高动脉血氧分压。

3. 静脉补液 补充患者禁食期间所需的液体和电解质，若禁食时间较长，需提供肠外营养支持，以促进合成代谢。

4. 增进患者的舒适度

（1）疼痛：麻醉作用消失后，患者可出现疼痛。术后 24 小时内疼痛最为剧烈，2～3 天后逐渐缓解。若疼痛呈持续性或减轻后又加剧，需警惕切口感染的可能。疼痛除造成患者痛苦外，还可影响各器官的生理功能。首先，妥善固定各类引流管，防止其移动所致切口牵拉痛；其次，指导患者在翻身、深呼吸或咳嗽时，用手按压伤口部位，减少因切口张力增加或震动引起的疼痛;指导患者利用非药物措施,如听音乐、数数字等分散注意力的方法减轻疼痛;医护人员在进行使疼痛加重的操作,如较大创面的换药前,适量应用止痛剂,以增强患者对疼痛的耐受性。小手术后口服止痛片对皮肤和肌性疼痛有较好的效果。大手术后 12 日内,常需哌替啶肌内或皮下注射(婴儿禁用),必要时可 4～6 小时重复使用或术后使用镇痛泵。使用止痛泵应注意:①使用前向患者讲明止痛泵的目的和按钮的正确使用,以便患者按照自己的意愿注药镇痛;②根据镇痛效果调整预定的单次剂量和锁定时间;③保持管道通畅,及时处理报警;④观察镇痛泵应用中患者的反应。

(2)发热:手术后患者的体温可略升高,幅度在 0.5～1.0 ℃,一般不超过 38.5 ℃,临床称之为外科手术热。但若术后 3～6 天仍持续发热,则提示存在感染或其他不良反应。术后留置导尿容易并发尿路感染,若持续高热,应警惕是否存在严重的并发症如颅内感染等。高热者,物理降温,如冰袋降温、乙醇擦浴等;必要时可应用解热镇痛药物;保证患者有足够的液体摄入;及时更换潮湿的床单或衣裤。

(3)恶心、呕吐:常见原因是麻醉反应,待麻醉作用消失后自然停止。其他引起恶心、呕吐的原因如颅内压升高、糖尿病酮症酸中毒、尿毒症、低钾及低钠等。护士应观察患者出现恶心、呕吐的时间及呕吐物的量、色、质并做好记录,以利诊断和鉴别诊断;稳定患者情绪,协助其取合适体位,头偏向一侧,防止发生吸入性肺炎或窒息;遵医嘱,使用镇静、镇吐药物,如阿托品、奋乃静或氯丙嗪等。

(4)腹胀:随着胃肠蠕动功能恢复、肛门排气后,症状可自行缓解。若术后数日仍未排气,且伴严重腹胀,肠鸣音消失,可能为腹腔内炎症或其他原因所致肠麻痹;若腹胀伴阵发性绞痛,肠鸣音亢进,甚至有气过水音或金属音,警惕机械性肠梗阻。严重腹胀可使膈肌抬高,影响呼吸功能,使下腔静脉受压影响血液回流。可应用持续性胃肠减压、放置肛管等;鼓励患者早期下床活动;乳糖不耐受者,不宜进食含乳糖的奶制品;非胃肠道手术者,使用促进肠蠕动的药物,直至肛门排气。

(5)呃逆:手术后早期发生者,可经压迫眶上缘、抽吸胃内积气和积液、给予镇静或解痉药物等措施得以缓解。

(6)尿潴留:若患者术后 6～8 小时尚未排尿或者虽有排尿,但尿量甚少,次数频繁,耻骨上区叩诊有浊音区,基本可确诊为尿潴留,应及时处理。其次帮助患者建立排尿反射,如听流水声,下腹部热敷、轻柔按摩,用镇静止痛药解除切口疼痛,或用氨甲酸等胆碱药,有利于患者自行排尿;上述措施均无效时,在严格无菌技术下导尿,第一次导尿量超过 500 mL 者,应留置导尿管 1～2 天,有利于膀胱逼尿肌收缩功能的恢复。有器质性病变,如骶前神经损伤、前列腺肥大者也需留置导尿。

5.切口及引流管护理

(1)切口护理:观察切口有无出血、渗血、渗液、敷料脱落及局部红、肿、热、痛等征象。若切口有渗血、渗液或敷料被大小便污染,应及时更换,以防切口感染。

切口的愈合分为三级,分别用"甲、乙、丙"表示。①甲级愈合:切口愈合优良,无不良反应;②乙级愈合:切口处有炎症反应,如红肿、硬结、血肿、积液等,但未化脓;③丙级愈合:切口化脓需切开引流处理。

(2)引流管护理:各种引流管要妥善固定好,防止脱出,翻身时注意引流管不要扭曲、打折,应低于头部。交接班时要有标记,不可随意调整引流袋的高度,如发现引流不通畅及时报告医生处理。颅脑术后常见的引流有4种，即脑室引流、创腔引流、囊腔引流及硬膜下引流。

1）脑室引流：脑室引流是经颅骨钻孔侧脑室穿刺后，放置引流管，将脑脊液引流至体外。开颅术后放置引流管，引出血性脑脊液，减轻脑膜刺激征，防止脑膜粘连和蛛网膜颗粒的闭塞，早期起到控制颅内压的作用，特别是在术后脑水肿的高峰期，可以降低颅内压，防止脑疝发生。护理要点包括：

①严格在无菌条件下连接引流袋，并将引流袋悬挂于床头，高度为10～15 cm，以维持正常的颅内压。当颅内压增高超过10～15 cmH$_2$O时，脑脊液即经引流管引流到瓶中，从而使颅内压得以降低；

②对于脑室引流，早期要特别注意引流速度，禁忌流速过快。术后早期为减低流速，可适当将引流瓶抬高，待颅内各部的压力平衡后，再放低引流瓶置于正常高度；

③注意控制脑脊液引流量。脑脊液由脑室内经脉络丛分泌，每日分泌400～500 mL，引流量不超过500 mL为宜。如有颅内感染，脑脊液分泌过多，则引流量可以相应增加。应注意水盐平衡，因脑脊液中尚含有钾、钠、氯等电解质，引流量过多，易发生电解质紊乱，故应适量补液。同时将引流瓶抬高于距侧脑室高20 cm高度，即维持颅内压于正常范围的最高水平；

④注意观察脑脊液的性状。正常脑脊液无色透明，无沉淀。术后1～2日脑脊液可以略带血性，以后转为橙黄色。若术后脑脊液中有大量鲜血或术后血性脑脊液颜色逐渐加深，常提示脑室内出血。脑室内出血多时，应紧急行手术止血。脑室引流时间较长时，有可能发生颅内感染。感染后脑脊液浑浊，呈毛玻璃状或有絮状物，为颅内感染征象。此时应放低引流瓶，距侧脑室7 cm，持续引流感染脑脊液并定时送检脑脊液标本；

⑤保持引流通畅。引流管切不可受压、扭曲、成角。术后患者的头部活动范围应释放限制。翻身等护理操作时，应避免牵拉引流管。引流管如无脑脊液流出，应查明原因。在排除引流管不通畅后，可能有以下原因：a. 确实系低颅压，可依然将引流瓶放置于正常高度；b. 引流管放入脑室过深过长，致使在脑室内歪曲成角，可对照影像学检查结果，将引流管缓慢向外抽出至有脑脊液流出，然后重新固定；c. 管口吸附于脑室壁，可将引流管轻旋转，使管口离开脑室壁；d. 如怀疑为小血凝块或脑组织堵塞，可在严格消毒后，用无菌注射器轻轻向外抽吸，不可盲目注入生理盐水，以免管内堵塞物被冲至脑室系统狭窄处，引起日后脑脊液循环梗阻。上述处理后，如无脑脊液流出，应告知医师，必要时更换引流管；

⑥每日定时更换引流瓶，记录引流量，操作时严格遵守无菌原则，加紧引流管，以免管内脑脊液逆流入脑室。接头处严密消毒后应无菌纱布包裹以保持无菌，如需行开颅手术，备皮时应尽量避免污染钻孔切口，剃刀需经消毒，头发剃去后，切口周围立即重新消毒然后覆盖无菌辅料；

⑦开颅术后脑室引流一般不超过3～4天，因脑水肿高峰期已过，颅内压开始降低。拔除前1天，可尝试抬高引流袋或夹闭引流管，以便了解脑脊液循环是否通畅，颅内压是否又再次升高。夹闭引流管后应密切观察，如患者出现头痛、呕吐等颅内压增高症状，应立即放低引流袋或开放夹闭的引流管，并告知医师。拔管前后切口处如有脑脊液漏出，应通知医师加以缝合，以免引起颅内感染。

2）创腔引流：创腔是指颅内占位病变，如颅内肿瘤手术摘除后，在颅内留下的腔隙。在腔隙内置入引流管，称创腔引流。引流填充于腔内的气体及血性液体，使腔隙逐渐闭合，减少局部积液或形成假性囊肿的机会。护理要点包括：

①术后 24 小时或 48 小时内,创腔引流瓶放置于与头部创腔一致的位置(通常放在头旁枕上或枕边),以保持创腔内一定的液体压力,避免脑组织移位,特别是位于顶层枕边的创腔。术后 48 小时内,绝不可随意放低引流瓶,否则腔内液体被引出后,脑组织将迅速移位,有可能撕裂大脑上静脉,引起颅内血肿。另外,创腔内暂时积聚的液体可以稀释渗血,防止渗血形成血肿。创腔内压力高时,血性液体可自行流出;

②术后 24 小时或 48 小时后,可将引流瓶逐渐降低,以期较快的速度引流出创腔内液体。此时脑水肿已进入高峰期,引流不良将影响脑组织膨起,局部死腔也不能消失,同时局部积液的占位性又可加重颅内高压;

③与脑室相通的创腔引流,如术后早期引流量高,适当抬高引流袋。在血性脑脊液转为正常时,应及时拔除引流管,以免形成脑脊液漏。一般情况下,创腔引流于手术 3~4 日拔除。

3)硬膜下引流:放置硬膜下引流的目的在于解除脑受压和脑疝,术后排空囊内血性积液和血凝块,使脑组织膨起,消灭死腔。慢性硬膜下积液或硬膜下血肿,因已形成完整的包膜,包膜内血肿机化,临床可采用颅骨钻孔、血肿钻孔冲洗引流术。术后应放引流管于包膜内连续引流,及时排空囊内血性液或血凝块,使脑组织膨起以消灭死腔,必要时可行冲洗。术后患者采取平卧或头低脚高位,注意体位引流,引流瓶低于死腔 30 cm。低颅内压会使硬膜下腔隙不易闭合,术后一般不使用脱水剂,不限制水分摄入。通畅引流管于术后 3 日拔除。

4)硬膜外引流:硬膜外引流的目的在于减轻头部疼痛,降低颅内压,清除血肿。护理特点包括:术后将患者置于平卧位,引流管放置低于头部 20 cm,注意使头部偏向患侧,便于引流彻底。通常引流管于术后 2~3 日拔除。

6.心理护理 对于术后进入 ICU 的患者,以及在 ICU 接受治疗的其他危重患者,仍可表现为焦虑、恐惧不安、烦躁、抑郁等情绪,应进行相应的护理。这时应加强心理生理支持,耐心解释插管造成不适的必然性,使患者积极配合,防止因患者不理解插管构造以及极度不适应而自行拔管造成喉头水肿,严重的可引起呼吸困难。应建议以人为本,关爱患者的理念。身体上的不适暂时缓解后,随之而来的是清醒后的"情感饥饿",护士应充分体现爱心、耐心、同情心、责任心,及时告诉患者手术已顺利完成,使其放心。术后患者切口疼痛在所难免,患者如果注意力过度集中、情绪过度紧张,就会加剧疼痛,意志力薄弱、烦躁和疲倦等也会加剧疼痛。护士不仅要关注监护仪上的数据,还要主动与患者交谈或边进行床边操作边询问患者有何不适或要求,为患者讲解,安慰患者,消除患者的孤独感,鼓励患者积极对待人生。必要时应进行认知行为干预。患者在罹患疾病后,一般无心理准备,对手术预后期望值过高。如果手术后监护时间超过预期值,患者往往会产生抑郁心理,认为术后恢复健康可能性小。长时间不与家属见面交流,认为家属将其遗弃,产生失落感和放弃心理。此时,护士应鼓励患者表达心声,适当满足其心理需求,可给家属短暂的探视时间,通过其亲人鼓励患者重树恢复健康的信心。同时,护士可为患者讲解相关疾病知识,提供相关的治疗及预后的信息,消除患者因认知障碍导致的心理障碍。同时,在日常工作中,应注重维护患者自尊心。有些患者文化背景深厚,地位、层次高,对护士对其约束不能接受,直接理解为住院还要受捆绑之苦。另外,操作时隐私部位不可避免的暴露,都是很多患者在全麻清醒后很不理解的事情。因此,护士应耐心解释原因并在涉及隐私部位操作时注意遮挡,维护患者自尊心,使其积极配合治疗。

第三节　颅内压增高和脑疝的护理

一、颅内压增高

（一）概述

颅内容物包括脑组织、脑脊液和血液三种。成年后，颅腔的容积是固定不变的，为1400～1500 mL。颅腔内的上述内容物，使颅内保持一定的压力，称为颅内压，临床上通过侧卧位腰椎穿刺或脑室直接穿刺来测量该数值。成人的正常颅内压为0.7～2.0 kPa（70～200 mmH$_2$O），儿童的正常颅内压为0.5～1.0 kPa（50～100 mmH$_2$O）。

颅内压增高（Increased intracranial pressure）是神经外科常见的临床病理综合征，当颅腔内容物的体积增加或颅腔容积缩小超过颅腔可代偿的容量，使颅内压持续在2.0 kPa（200 mmH$_2$O）以上，称为颅内压增高。可引起头痛、呕吐和视神经乳头水肿等症状和体征。许多科系、许多疾病都可以引起颅内压增高。尤其是神经外科的疾病，如颅脑损伤、颅内占位性病变等导致的颅内压增高更为常见。

颅内压可有小范围的波动，它与血压和呼吸关系密切，收缩期颅内压稍有增高，舒张期颅内压略有下降；呼气时颅内压稍有增高，吸气时颅内压略有下降。颅内压的高低主要是通过脑脊液量的增减来调节。脑脊液的总量占颅腔总容积的10％，血液占颅腔总容积的2％～11％。当颅腔内容物体积增大或颅腔容积缩减超过颅腔容积的8％～10％，就会产生严重的颅内压增高。

（二）病因

1. 颅腔内容物的体积增大　如脑组织体积增大（脑水肿）、脑脊液增多（脑积水）、颅内静脉回流受阻或过度灌注。

2. 颅内新生的占位性病变　如颅内血肿、脑肿瘤、脑脓肿等。

3. 颅腔容量缩小　如狭颅症、颅底凹陷症等。

（三）分类

1. 根据病变的范围分类

（1）弥漫性颅内压增高：由颅腔狭小或脑实质的体积增大而引起，颅内各部位及各分腔之间压力均匀升高，不存在明显的压力差，脑组织无明显移位。见于弥漫性脑膜脑炎、弥漫性脑水肿、交通性脑积水等疾病所引起的颅内压增高。

（2）局灶性颅内压增高：由颅内局限的扩张性病变引起。病变部位压力首先增高，使临近的脑组织受到挤压而发生移位，并把压力传向远处，造成颅内各腔隙间的压力差，这种压力差可以导致脑室、脑干及中线结构移位。

2. 根据病变发展的快慢分类

（1）急性颅内压增高：见于急性颅脑损伤引起的颅内血肿、高血压性脑出血等，其病情进展快，颅内压增高引起的症状和体征严重，生命体征变化快。

（2）亚急性颅内压增高：病情发展较快，但没有急性颅内压增高那样急，多见于生长较快的颅内恶性肿瘤、转移瘤及各种颅内炎症等。

（3）慢性颅内压增高：病情发展较慢，可长期无颅内压增高的症状和体征。多见于生长缓慢的颅内良性肿瘤、慢性硬膜下血肿等。

（四）临床表现

1. 颅内压增高"三主征"　即头痛、呕吐和视神经乳头水肿三项，是颅内压增高的典型表现。头痛是颅内压增高最常见的症状，是由于颅内压增高使脑膜血管和神经受刺激或牵拉引起。呕吐是由于迷走神经受刺激所致，常在头痛剧烈时出现，呈喷射状，可伴有恶心，与进食无直接关系。视神经乳头水肿是颅内压增高的重要客观体征，常为双侧性，早期多不影响视力，若视神经乳头水肿长期存在，可引起视神经继发性萎缩，表现为视力减退，视野向心缩小，甚至出现失明。

2. 生命体征改变　颅内压增高时，机体代偿性出现血压升高、脉压差增大、脉搏徐缓、呼吸深而慢（二慢一高）等典型的生命体征改变，随着病情加重，严重者出现血压下降、脉搏快而弱、呼吸浅促或潮式呼吸，最终因呼吸、循环衰竭而死亡。

3. 意识障碍　急性颅内压增高时，常有进行性意识障碍。慢性颅内压增高患者，表现为神志淡漠、反应迟钝和呆滞，症状时轻时重。

4. 其他症状与体征　展神经麻痹或复视、头晕、猝倒等。婴幼儿颅内压增高可见囟门饱满、颅缝增宽、头颅增大、头皮静脉怒张等。腰椎穿刺可以直接测量颅内压力，同时取脑脊液做化验。但颅内压增高明显时，腰椎穿刺有引发枕骨大孔疝的危险，应避免进行。

电子计算机 X 射线断层显像（CT）、磁共振成像（MRI）能显示病变部位、大小和形态，对判断引起颅内压增高的原因有重要参考价值。脑血管造影和数字减影血管造影（DSA）主要用于脑血管畸形等疾病。

（五）处理原则

最根本的治疗方法是去除病因。对原因不明或一时不能解除病因者，先采取限制液体入量，应用脱水药、糖皮质激素，冬眠低温等治疗，以减轻脑水肿，达到降低颅内压的目的。对有脑积水的患者，先穿刺侧脑室做外引流术，暂时控制颅内高压，待病因诊断明确后再行手术治疗。

（六）护理

1. 护理评估

（1）健康史及相关因素：①一般情况：注意患者的年龄。婴幼儿及小儿的颅缝未闭合或融合尚未牢固、老年人脑萎缩，均可使颅腔的代偿能力增加，从而延缓病情的进展；②颅内压增高的因素：了解患者有无脑外伤、颅内炎症、脑肿瘤及高血压和脑动脉硬化病史，是否合并其他系统疾病，如尿毒症、肝性脑病、毒血症、酸碱平衡失调等，初步判断颅内压增高的原因。注意患者是否有高热，因其可加剧颅内压增高；③颅内压急骤升高的相关因素：有无呼吸道梗阻、便秘、剧烈咳嗽、癫痫等。关注疾病发展，是否存在发生颅内压突然增高的危险。

（2）身体状况：①局部：头痛的部位、性质、程度、持续时间及变化，有无诱因及加重因素，了解头痛是否影响患者休息和睡眠；患者有无因肢体功能障碍而影响自理能力；②全身：了解呕吐的程度，是否影响患者进食而导致水、电解质紊乱及营养不良；患者有无视力障碍、意识障碍等；③辅助检查：血清电解质检查可提示水、电解质紊乱；CT 或 MRI 检查可证实颅内出血或占位性病变等；注意颅内病变的部位。

（3）心理和社会支持状况：头痛、呕吐等不适可引起患者烦躁不安、焦虑等心理反应。了解患者及家属对疾病的认知程度。

2.常见护理诊断

(1)头痛:与颅内压增高有关。

(2)脑组织灌注量改变:与颅内压增高导致脑血流量下降有关。

(3)有体液不足的危险:与剧烈呕吐、控制摄入量及应用脱水药有关。

(4)潜在并发症:脑疝。

3.护理目标

(1)疼痛消失或减轻,患者舒适。

(2)脑组织灌注量正常,无进行性颅内压增高的表现。

(3)体液平衡,无呕吐,无脱水表现。

(4)及时发现和处理脑疝。

4.护理措施

(1)一般护理:①体位:抬高床头 $15°\sim30°$,以利于颅内静脉回流,减轻脑水肿;②饮食与补液:不能进食者,成年人每天静脉输液 $1500\sim2000$ mL,其中等渗盐水不超过 500 mL,保证每日尿量在 600 mL 以上;③吸氧:通过持续或间断吸氧、过度通气或增加通气量,使 $PaCO_2$ 降低,脑血管收缩,减少脑血流量,以达到降低颅内压的目的;④加强生活护理:尽量使患者舒适,同时适当保护患者,避免意外损伤的发生;⑤做好术前准备:做好急诊手术的准备工作,如备皮、备血等。

(2)防止颅内压骤然升高的护理:①卧床休息:保持病室安静,稳定患者情绪,避免情绪剧烈波动,以免血压升高而加快颅内压增高的进程;②保持呼吸道通畅:给予中流量持续吸氧,以保持适当的血氧浓度,避免缺氧。对呼吸功能障碍的患者,应行气囊或呼吸机辅助通气;③避免剧烈咳嗽和用力排便:当患者咳嗽和用力排便时,胸、腹腔内压力增高,有诱发脑疝的危险,因此要预防和及时治疗感冒,避免咳嗽。应鼓励能进食者多食富含纤维素食物,促进肠蠕动;已发生便秘者切勿用力屏气排便,可用缓泻药或润滑剂,促进排便;禁忌高压灌肠;④控制癫痫发作:癫痫发作可加重脑缺氧和脑水肿,遵医嘱及时应用抗癫痫药物,以避免或减少癫痫发作,同时注意观察有无药物副反应的发生。

(3)脱水治疗的护理:最常用的高渗性脱水药是 20% 甘露醇,输液时要保证快速,250 mL 液体在 30 分钟内滴入;低温可致甘露醇结晶,输入结晶甘露醇可引起肾脏损害,输液前要仔细检查。若同时使用利尿药,降低颅内压效果更好,但要注意观察脱水的效果,同时注意定期复查血清水电解质,防止发生水电解质和酸碱平衡紊乱。

(4)应用肾上腺皮质激素:该药物主要通过改善血-脑屏障通透性,预防和治疗脑水肿,能减少脑脊液生成,使颅内压下降。常用地塞米松 $5\sim10$ mg,每日 $1\sim2$ 次静脉注射,在护理时应注意观察感染和应激性溃疡的发生,观察呕吐物和大便的颜色。

(5)冬眠低温疗法的护理:冬眠低温疗法是应用药物和物理方法降低体温,使患者处于亚低温状态,其目的是降低脑耗氧量和脑代谢率,减少脑血流量,增加脑组织对缺血、缺氧的耐受性,减轻脑水肿。降温过程中要严密观察生命体征变化,若脉搏超过 100 次/分、收缩压低于 100 mmHg、呼吸慢而不规则时,应及时通知医师停止冬眠低温疗法。冬眠低温时间一般为 $3\sim5$ 日,期间要注意预防冻伤的发生。

(6)健康教育:①头痛症状进行性加重,应及时到医院做检查以明确诊断;②颅内压增高的患者要防止剧烈咳嗽、便秘、提重物等使颅内压骤然升高的因素,以免诱发脑疝;③指导患者学习康复的知识和技能。

5.护理评价

(1)患者疼痛是否消失或减轻,患者是否舒适。

(2)脑组织灌注量是否正常,是否有进行性颅内压增高的表现。

(3)体液是否平衡,是否有呕吐、脱水的表现。

(4)是否及时发现和处理脑疝。

二、脑疝

当颅腔的某一个分腔内有占位性病变时,该分腔的压力比邻近分腔的压力高,脑组织从高压区向低压区移位,使脑组织、血管及神经等重要结构受压移位,严重时这些组织结构被挤入硬脑膜的间隙或孔道中,引起一系列严重的临床症状和体征,称为脑疝(brain hernia)。颅内任何占位性病变引起颅内压力分布不均匀时都可引起脑疝。

(一)病因和分类

当有严重脑水肿、脑脓肿、颅内血肿及肿瘤等占位性病变发生时,即可引起脑疝。颅内占位病变引起颅内压增高时,就会有一部分脑组织被迫移向压力低处产生脑疝症状。位于小脑幕以上的病变,可引起小脑幕切迹疝;位于小脑幕以下的病变,可引起枕骨大孔疝。

脑疝常见分类有:①小脑幕以上的脑组织(颞叶的海马回、钩回)通过小脑幕切迹被挤向幕下,称为小脑幕切迹疝或颞叶疝;②小脑幕以下的组织经枕骨大孔被挤向椎管内,称为枕骨大孔疝或小脑扁桃体疝;③一侧大脑半球的扣带回经镰下孔被挤入对侧分腔,称为大脑镰下疝或扣带回疝。

(二)临床表现

脑疝是颅脑疾病的最危险信号,约有一半以上的患者死于脑疝。因此,在急性期应密切注意患者的意识状态、呼吸、脉搏、体温、血压和瞳孔变化,及早发现脑疝(表 3-1)。

表 3-1 小脑幕切迹疝和枕骨大孔疝的区别

鉴别	小脑幕切迹疝	枕骨大孔疝
疝发生部位	小脑幕切迹(天幕裂孔)	枕骨大孔
疝出的组织	颞叶海马回、钩回	小脑扁桃体
引起脑疝原发病灶部位	在小脑幕以上,多见大脑半球	在小脑半球或中线区病灶
被累及的脑组织	中脑网状结构、大脑脚、动眼神经	延髓、呼吸循环中枢
临床表现	意识障碍,同侧瞳孔散大,对侧肢体瘫痪,库欣综合征	剧烈头痛,颈项强直,呼吸骤停早,神志变化晚
抢救措施	立即速滴 20 %甘露醇,急诊切除病灶或外减压,穿刺囊性病灶	立即行脑室穿刺,应用脱水药物,切除病灶,分流手术

1.小脑幕切迹疝 由于小脑幕以上的脑组织被挤压到小脑幕切迹以下,使中脑、动眼神经、大脑脚、大脑后动脉受压,脑脊液循环通路受阻而引起的一系列临床症状。

(1)颅内压增高的症状:表现为剧烈头痛及频繁呕吐,呕吐与进食无关,呈喷射状,疼痛程度在脑疝前更加剧烈,患者可能有烦躁不安的表现。

(2)意识改变:表现为嗜睡、浅昏迷以至昏迷,对外界的刺激反应迟钝或消失,这是由于脑干网状上行激动系统受损引起的。

（3）瞳孔改变：病灶侧瞳孔先缩小，继而逐渐散大，两侧瞳孔不等大，对光反射消失，这是由于患侧动眼神经受到压迫牵拉之故。

（4）肢体活动障碍：对侧中枢性偏瘫，表现为肢体的自主活动减少或消失，若继续发展症状可波及双侧，引起四肢肌力减退或间歇性地出现头颈后仰、四肢挺直、躯背过伸，呈角弓反张状，称为去大脑强直，这些症状表明脑干已经受损。

（5）生命体征的紊乱：表现为血压、脉搏、呼吸、体温的改变。脑干中枢系统受损严重时可出现血压忽高忽低，呼吸忽快忽慢，体温可高达 41 ℃以上，也可低至 35 ℃以下而不升，最后呼吸停止、血压下降、心脏停止跳动而死亡。

2.枕骨大孔疝　是由于后颅窝病变或颅腔内高压时，小脑扁桃体被挤入枕骨大孔并嵌顿而引起的一系列临床症状。患者常先有剧烈头痛、反复呕吐、生命体征紊乱、颈项强直或强迫头位，随着枕骨大孔疝发生后，延脑、颅神经及血管被挤压，延脑随小脑扁桃体下移，致呼吸、心跳等生命中枢受损，常先出现呼吸骤停，随后陷入昏迷状态，四肢瘫痪、双侧瞳孔散大等，若抢救不及时，会很快死亡。

3.大脑镰下疝　是由于一侧大脑半球的压力增高，扣带回经镰下孔被挤入对侧半球而引起。可使病变侧大脑半球内侧面受压部位的脑组织软化坏死，出现对侧下肢轻瘫、排尿障碍等症状。

（三）处理原则

脑疝是颅内压增高引起的严重状况，必须做紧急处理。除降颅内压治疗，以暂时缓解病情外，应立即进行必要的诊断性检查以明确病变的性质及部位，根据具体情况做手术，去除病因。如病因一时不能明确或虽已查明病因但尚缺乏有效疗法时，可选择姑息性手术来缓解增高的颅内压。

常见的姑息手术有以下几种。

1.侧脑室体外引流术　经额部、眼眶、后枕部快速钻颅，穿刺侧脑室并安置引流管行脑脊液体外引流，可以降低颅内压，缓解症状，抢救生命。

2.脑脊液分流术　脑积水的患者可行侧脑室－腹腔分流术、侧脑室－膀胱分流术；导水管梗阻或狭窄者，可选用侧脑室－枕大池分流术、导水管疏通造瘘术。

3.减压术　包括以下两种。①外减压术：颞肌下减压术、枕肌下减压术、去骨瓣减压术等；②内减压术：开颅手术时会遇到急性脑组织肿胀膨出，这时可将部分非功能区脑组织切除，达到减压目的。

（四）护理

1.常见护理诊断

（1）舒适改变：与头痛、呕吐有关。

（2）潜在并发症：误吸、呼吸骤停、离子紊乱、应激性溃疡。

2.护理措施

（1）一般护理：卧床休息，保持病室安静，使患者生命体征平稳，以免因血压升高或情绪变化而加快脑疝的进程。遵医嘱应用脱水药，减轻疼痛，同时注意观察脱水的效果，预防离子紊乱的发生。呕吐时，要注意呼吸道管理，避免发生误吸、窒息。

（2）及时发现和处理并发症：应用肾上腺皮质激素时，观察呕吐物和大便的颜色，注意防止发生应激性溃疡；幕下病变注意病情进展，预防枕骨大孔疝，避免发生呼吸骤停。做好急诊手术的准备工作,如备皮、备血等。

(3)脑室外引流的护理:脑室外引流是把引流管放置在侧脑室,将脑脊液引流至体外,以缓解颅内高压,预防脑疝发生的方法。

1)妥善固定:在无菌条件下接引流袋,并将其抬高于脑室平面10~20 cm,适当限制患者头部的活动范围,进行操作时,应避免牵拉引流管。

2)控制引流速度:脑室引流早期应特别注意引流速度勿过多、过快。伴有脑积水者,可因快速引出大量脑脊液,而使脑室塌陷,在硬脑膜与脑或颅骨内板之间产生负压吸附力,引起硬脑膜下或硬脑膜外血肿;脑室系统肿瘤者,可因一侧脑室内压力的突然降低,造成脑室系统压力不平衡,而引起肿瘤内出血;后颅窝占位性病变者,可因幕上压力的突然降低,诱发小脑中央叶向上疝入小脑幕切迹。因此,引流量应控制在每日500 mL以内,若有引起脑脊液分泌增多的因素(如颅内感染),引流量可适当增加,同时注意预防水、电解质失衡。

3)观察引流液的性状:正常脑脊液无色透明。术后1~2日引流液可略为血性,以后转淡,若血性引流液量多或颜色逐渐加深,常提示脑室出血;若引流液浑浊或有絮状物,表示有颅内感染,应及时报告医生。

4)保持引流通畅:避免引流管受压、扭曲、成角,如无脑脊液流出,应查明原因,给予处理。

5)记录引流量:每日详细记录引流量。

6)按期拔管:开颅术后一般引流3~4日,不宜超过5~7日,因引流时间过长,可能发生颅内感染。拔管前1日,应试行抬高或夹闭引流管,如患者无头痛、呕吐等症状,即可拔管,否则重新开放引流。拔管后,应观察切口处有无脑脊液漏出。

第四节　脑损伤的护理

脑损伤是由暴力作用于头部所造成脑膜、脑组织、脑血管以及脑神经的一种严重的损伤。根据脑损伤的病理改变先后分为原发性脑损伤和继发性脑损伤。根据受伤后脑组织与外界是否相通可分为闭合性和开放性脑损伤。开放性脑损伤其临床表现、诊断、处理原则与闭合性脑损伤相比,除有创口、可能出现硬脑膜破裂外,无大的区别。

闭合性脑损伤的病因多由头部接触较钝物体或间接暴力所致。造成闭合性脑损伤的机制较为复杂,概括可由两种作用力造成。①接触力,是物体与头部直接碰撞,由于冲击、凹陷性骨折或颅骨的急速内凹和弹回,引起局部脑损伤;②惯性力,是由于受伤瞬间头部的减速或加速运动,脑组织在颅内急速移位,与颅壁相撞,与颅底摩擦以及受牵扯,而致多处或弥散性脑损伤。通常将受力侧的脑损伤称为冲击伤,对侧的损伤则称为对冲伤。例如跌倒时枕部着地引起的额极、颞极及其底面的脑损伤,就属对冲伤。

一、原发性脑损伤和继发性脑损伤

(一)病因分类

原发性脑损伤指暴力作用于头部时立即发生的脑损伤,主要包括脑震荡、脑挫裂伤及原发性脑干损伤等。继发性脑损伤指受伤一定时间后出现的脑受损病变,主要有脑水肿和颅内血肿。前者无需开颅手术,其预后主要取决于伤势轻重;后者,尤其是颅内血肿往往需及时开颅手术,其预后与处理是否及时、正确有密切关系,尤其是原发性脑损伤并不严重者。

（二）病理生理

1.脑震荡　表现为一过性的神经功能障碍，无肉眼可见的神经病理改变。

2.弥漫性轴突损伤　属于惯性力所致的弥散性脑损伤，因为脑的扭曲变形，脑内产生剪切或牵拉作用，造成脑白质广泛性轴突损伤。病变可分布于大脑半球、胼胝体、小脑或脑干。

3.脑挫裂伤　指主要发生于大脑皮质的损伤，好发于额极、颞极及其底面。损伤小者如点状出血，损伤大者可呈紫红色片状。脑挫裂伤的继发性改变脑水肿和血肿形成具有更为重要的临床意义。前者通常属于血管源性水肿，可于伤后早期发生，3～7日发展到高峰，在此期间易发生颅内压增高甚至脑疝。伤情较轻者，脑水肿可逐渐消退，伤灶日后形成瘢痕、囊肿或者与硬脑膜粘连，是外伤性癫痫的原因之一。若蛛网膜与软脑膜粘连，影响脑脊液吸收，可形成外伤性脑积水。广泛的脑挫裂伤可在数周以后形成外伤性脑萎缩。

4.原发性脑干损伤　它不同于因脑疝所致的继发性脑干损伤。其症状与体征在受伤后当即出现，不伴有颅内压增高表现，单独的原发性脑干损伤较少见，常与弥散性脑损伤并存。病理变化可有脑干神经组织结构紊乱、轴突裂断和挫伤或软化等。

5.下丘脑损伤　常常与弥散性脑损伤同时存在。

（三）临床表现

1.脑震荡　主要表现是受伤后立即出现短暂的意识障碍，可表现为神志不清或完全昏迷，常为数秒或数分钟，一般不超过30分钟。清醒后不能回忆受伤时甚至受伤前一段时间内的情况，称为逆行性遗忘。有的可能出现头痛、头昏、恶心、呕吐等症状，短期内可自行好转。神经系统检查无阳性体征，脑脊液检查无红细胞，CT检查颅内无异常发现。

2.弥漫性轴突损伤　主要表现为受伤后立即出现昏迷，时间较长，主要是由于广泛的轴突损害，使皮质与皮质下中枢失去联系引起。若累及脑干，患者可有一侧或双侧瞳孔散大，光反应消失，或同向凝视等。患者神志好转后，可因继发脑水肿而再次昏迷。CT扫描可见大脑皮质与髓质交界处、胼胝体、脑干、内囊区域或三脑室周围有多个点状或小片状出血灶；MRI能提高小出血灶的检出率。

3.脑挫裂伤　主要有以下表现。

（1）意识障碍：受伤当时立即出现意识障碍。意识障碍的程度和持续时间与脑挫裂伤的程度、范围直接相关，绝大多数在半小时以上，重者可长期持续昏迷；少数范围局限的脑挫裂伤，如果不存在惯性力所致的弥散性脑损伤，可不出现早期意识障碍。

（2）局灶症状与体征：受伤后立即出现与伤灶相应的神经功能障碍或体征，如运动区损伤出现锥体束征、肢体抽搐、偏瘫，语言中枢损伤出现失语等，发生于"哑区"的损伤，则无局灶症状或体征出现。

（3）头痛与恶心呕吐：可能与颅内压增高、自主神经功能紊乱或外伤性蛛网膜下隙出血等有关，后者尚可有脑膜刺激征、脑脊液检查有红细胞等表现。

（4）颅内压增高与脑疝：为继发脑水肿或颅内血肿所致，使早期的意识障碍或瘫痪程度有所加重，或意识好转、清醒后又变为模糊，同时有血压升高、心率减慢、瞳孔不等大以及锥体束征等表现。CT检查可以了解脑挫裂伤的具体位置、大小、范围和周围脑组织水肿的程度，还可了解脑室受压及中线结构移位的情况。

4.原发性脑干损伤　主要表现为受伤当时立即昏迷，昏迷程度较深，持续时间较长；瞳孔不等大、大小多变，对光反应无常，眼球位置不正或同向凝视；出现病理反射、肌张力增高、中枢性瘫痪等锥体束征以及去大脑强直等；累及延髓时，则出现严重的呼吸、循环功能紊乱。

5.下丘脑损伤　主要表现为受伤早期的意识或睡眠障碍、高热或低温、尿崩症、水与电解质紊乱、消化道出血或穿孔以及急性肺水肿等，如为继发性损伤，可在伤后晚期出现。

二、颅内血肿

（一）病因分类

外伤性颅内血肿（intracranial hematoma）是指头部受伤后形成的血肿，严重性在于可引起颅内压增高而导致脑疝，早期及时处理可以在很大程度上改善预后。按血肿的来源和部位可分为硬脑膜外血肿、硬脑膜下血肿及脑内血肿等。按出现颅内压增高或脑疝症状所需时间，将其分为3型：急性型为发生在伤后72小时以内者，亚急性型为发生在受伤3日以后到3周以内者，慢性型为发生在伤后超过3周者。

（二）临床表现

1.硬脑膜外血肿

（1）颅盖部外伤史：特别是颞部的直接暴力，局部有伤痕或头皮血肿者；或后枕部受伤，有软组织肿胀、皮下瘀血者。

（2）意识障碍：血肿引起的意识障碍由脑疝引起，多数在伤后数小时至1～2日内发生。意识障碍的类型可有3种：①当原发性脑损伤很轻（脑震荡或轻度脑挫裂伤），最初有很短时间的昏迷，血肿的形成又不是太快时，则在昏迷与脑疝出现之间有一段意识清楚时间，称为中间清醒期；②若脑损伤较重且血肿形成较快时，可没有中间清醒期，表现为进行性加重的意识障碍；③少数血肿是在无原发性脑损伤或脑挫裂伤比较局限的情况下出现的，多数患者在进入脑疝昏迷前，可有头痛、呕吐、烦躁、淡漠或嗜睡、定向不准、遗尿等先兆症状。

（3）瞳孔改变：小脑幕切迹疝早期患侧动眼神经先受刺激，患侧瞳孔可先缩小，对光反应迟钝；随后动眼神经麻痹和中脑受压，该侧瞳孔随后呈进行性扩大、对光反应消失、眼睑下垂以及对侧瞳孔亦随之扩大。

（4）锥体束征：早期出现的一侧肢体肌力减退，可能是脑挫裂伤的局灶体征；如果稍晚出现或早期出现并且进行性加重，则可能为血肿引起的脑疝或血肿压迫运动区所致，晚期时可发生去大脑强直。

（5）生命体征改变：患者常表现进行性的血压升高、心率减慢和呼吸深慢。由于颞区的血肿大部分先经历小脑幕切迹疝，然后再合并枕骨大孔疝，所以呼吸、循环障碍常在经过一段时间的意识障碍和瞳孔改变后才出现；额区或枕区的血肿多直接发生枕骨大孔疝，表现是一旦有了意识障碍，瞳孔变化和呼吸骤停几乎是同时发生。

CT检查若发现颅骨内板与脑表面之间有双凸镜形或弓形密度增高影像，可有助于确诊。

2.硬脑膜下血肿

（1）急性硬脑膜下血肿：由于多数有脑挫裂伤及继发的脑水肿同时存在，故病情一般多较重。如脑挫裂伤较重或血肿形成速度较快，则脑挫裂伤的昏迷和血肿所致脑疝的昏迷相重叠，表现为意识障碍进行性加深，无中间清醒期或意识好转期表现，颅内压增高与脑疝的征象多在1～3日内进行性加重。CT检查颅骨内板与脑表面之间出现高密度、等密度或混合密度的新月形或半月形影像，可有助于确诊。

（2）慢性硬脑膜下血肿：本病易被误诊为神经官能症、老年性痴呆和高血压脑病等。中老年人头部外伤后,如有慢性硬脑膜下血肿,临床表现为慢性颅内压增高症状,如头痛、恶心、呕吐和视神经乳头水肿等;有血肿压迫所致的局灶症状和体征,如偏瘫、失语和局限性癫痫等;有脑萎缩、脑供血不足的症状,如智力障碍、精神失常和记忆力减退等。CT 检查如发现颅骨内板下低密度的新月形、半月形或双凸镜形影像,可有助于确诊。

3.脑内血肿 临床表现主要为进行性意识障碍加重,与急性硬脑膜下血肿近似。其意识障碍过程与原发性脑损伤程度和血肿形成的速度有关。由凹陷性骨折所致者,可能有中间清醒期。CT 检查可见在脑挫裂伤灶附近或脑深部白质内见到圆形或不规则高密度血肿影像,在血肿周围可存在低密度水肿区。

4.脑室内出血与血肿 病情常较重,除了有原发性脑损伤、脑水肿及颅内其他血肿的临床表现外,脑室内血肿可能堵塞脑脊液循环通路而发生急性脑积水,引起急性颅内压增高的症状和体征;脑室由于血液刺激可引发高热等反应,一般缺乏局灶症状或体征。CT 检查可见脑室扩大,脑室内有高密度凝血块影像或血液与脑脊液混合的中等密度影像。

5.迟发性外伤性颅内血肿 临床表现为伤后经历了一段病情稳定期后,出现进行性意识障碍加重等颅内压增高的表现。迟发性血肿常发生于伤后 24 小时内,可发生在脑内、硬脑膜下或硬脑膜外。

三、开放性脑损伤

(一)病因分类

开放性脑损伤是由于头部外伤导致的脑组织与外界相通的脑损伤。分为火器伤与非火器伤两类,以后者多见,如刀、斧砍伤等,战时多见于火器伤。两者处理原则基本一致,但火器性脑损伤的伤情一般更复杂、更严重。

(二)临床表现

1.非火器所致的开放性脑损伤 创伤局部大多掺杂有大量异物如头发、布片、泥沙、玻璃碎片和碎骨片等。如未能彻底清创,可合并颅骨或颅内感染。开放性脑损伤若发生于皮质功能区或其邻近部位时,局灶症状和体征远较闭合性明显,外伤性癫痫的发生率也较高。CT 检查有助于了解颅骨骨折、异物和碎骨片的分布,更有助于对脑损伤的了解。

2.火器所致的开放性脑损伤 根据损伤方式、创口位置、局灶症状和体征,以及颅骨 X 射线摄片所见骨折碎片和异物分布情况,可大致推测伤道部位和类型。意识障碍的进行性加重提示脑疝出现,依其出现的早晚结合临床症状或体征,可推测是否已有颅内血肿、脑水肿或颅内感染发生。

四、脑损伤的处理原则

1.动态病情观察 脑损伤的处理原则重点是处理继发性脑损伤,着重于脑疝的预防和早期发现。动态的病情观察也是鉴别原发性和继发性脑损伤的重要手段,尤以意识状态观察更为重要。

意识观察方法有以下两种。

(1)传统方法:分为意识清楚、意识模糊、浅昏迷、昏迷和深昏迷五个阶段。意识模糊为程度最轻的意识障碍,可有淡漠、迟钝、嗜睡、谵妄、躁动和定向障碍等表现,但呼之能应或能睁眼。浅昏迷为意识大部分丧失,无自主运动,对光、声刺激无反应,对疼痛刺激有躲避反应及痛苦表情,吞咽反射、咳嗽反射、角膜反射及瞳孔对光反射可存在。昏迷为痛觉已经迟钝,无随意运动,可有鼾声或大、小便潴留或失禁。深昏迷时意识完全丧失,肢体呈弛缓状态,对外界任何刺激无反应,深、浅反射均消失,偶有深反射亢进与病理反射,机体仅能维持呼吸与循环功能。

(2)格拉斯哥昏迷评分表(Glasgow coma scale,GCS):因其简单易行,被临床广泛应用。主要依据对睁眼、言语刺激的回答及命令动作的完成情况对意识障碍的程度进行评估,最高为15分,分数越低表明意识障碍程度越重,8分以下为昏迷,最低为3分(表3-2)。

表3-2　GCS昏迷评分表

分值	睁眼反应	语言反应	运动反应
6分			能按吩咐完成动作
5分		能回答,定向准确	刺痛时能有定位动作
4分	能自动睁眼	能回答,定向有错	刺痛时肢体有回缩动作
3分	呼之能睁眼	胡言乱语,不能对答	刺痛时双上肢过度屈曲
2分	刺痛能睁眼	仅能发声,无语言	刺痛时四肢过度伸展
1分	不能睁眼	不能发声	刺痛时肢体松弛,无动作

2.脑损伤的分级　分级的目的是为了便于制订诊疗常规、评价疗效和预后,并对伤情进行鉴定。

(1)按伤情轻重:①轻型(Ⅰ级),主要指单纯脑震荡,有或无颅骨骨折,昏迷在30分钟以内,有轻度头痛、头晕等自觉症状,神经系统和脑脊液检查无明显改变;②中型(Ⅱ级),主要指轻度脑挫裂伤或颅内小血肿,有或无颅骨骨折及蛛网膜下隙出血,无脑受压征象,昏迷在6小时以内,有轻度的神经系统阳性体征,有轻度生命体征改变;③重型(Ⅲ级),主要指广泛颅骨骨折,广泛脑挫裂伤、脑干损伤或颅内血肿,昏迷在6小时以上,意识障碍逐渐加重或出现再昏迷,有明显的神经系统阳性体征,有明显生命体征改变。

(2)按GCS昏迷评分法:①昏迷时间在30分钟以内,GCS评分处于13~15分者定为轻度;②昏迷时间在30分钟至6小时以内,GCS评分处于8~12分者定为中度;③昏迷时间在6小时以上,GCS评分处于3~7分者定为重度。

无论何种分级方法,均须与脑损伤的病理生理、临床表现和各种检查等联系在一起,以便动态、全面地反映伤情。

3.急诊处理要求

(1)意识清楚者留急诊室或住院观察48~72小时,有意识障碍者须住院。

(2)观察意识、瞳孔、生命体征及神经系统体征变化。

(3)颅骨X射线摄片,头部CT检查。

(4)有病情变化时,头部CT复查,做好随时手术的准备工作。

(5)积极处理高热、躁动、癫痫等,有颅内压增高表现者,给予脱水等治疗,维持良好的周围循环和脑灌注压。

(6)注重昏迷的护理与治疗,首先保证呼吸道通畅。

(7)有手术指征者应尽早手术;已有脑疝时,先予以20％甘露醇250 mL及呋塞米40 mg静脉推注,暂时降低颅内压,同时立即做好手术准备。

4.手术治疗

(1)开放性脑损伤:原则上须尽早行清创缝合术,使之成为闭合性脑损伤。清创缝合应争取在伤后 6 小时内进行,在应用抗生素时,最迟也不能超过 72 小时。清创由浅入深,逐层进行,彻底清除碎骨片、头发等异物,吸出脑内或伤道内的凝血块及碎裂的脑组织,彻底止血。为避免增加脑损伤,对位置较深或分散存在的金属异物可暂不取出。

(2)闭合性脑损伤:闭合性脑损伤的手术主要是针对颅内血肿或重度脑挫裂伤合并脑水肿引起的颅内压增高和脑疝,其次为颅内血肿引起的局灶性脑损害。

1)颅内血肿的手术指征:①意识障碍程度进行性加深;②颅内压监测时发现压力呈进行性升高;③有局灶性脑损害体征;④尚无明显意识障碍及颅内压增高表现,但 CT 检查血肿较大(幕上者>40 mL,幕下者>10 mL),或血肿虽不大但中线结构移位明显(移位>1 cm)、脑室或脑池受压明显;⑤在非手术治疗过程中病情逐渐恶化。

2)常用的手术方式:开颅血肿清除术、去骨瓣减压术、钻孔探查术、脑室引流术、钻孔引流术。有手术指征者皆应及时手术,尽早地去除颅内压增高的病因和解除脑组织受压。

5.对症治疗与并发症处理

(1)昏迷:长期昏迷多由于较重的原发性脑损伤或继发性脑损伤未能及时处理引起。昏迷期间如能防止各种并发症,保持内外环境的稳定,使机体不再受到脑缺血、缺氧、营养障碍或水、电解质紊乱等不利因素影响,部分患者可望争取较好的预后。处理方法如下:①保证呼吸道通畅,防止气体交换不足。在现场急救和运送过程中必须注意清除呼吸道分泌物,将头转向一侧以免呕吐时发生误吸,避免舌后坠阻碍呼吸道,深昏迷者可以抬起下颌,或置入口咽通气管。若在短时间内不能清醒者,宜尽快行气管插管或气管切开,必要时应及早使用呼吸机辅助呼吸,调整和维持正常呼吸生理;②头部抬高 15°~30° 有利于头部静脉回流,预防脑水肿。必须采用定时翻身等方法,以避免骨突出部位的皮肤持续受压缺血而发生褥疮;③营养障碍将降低机体的免疫力和修复功能,受伤早期采用肠道外营养,待肠蠕动恢复后,即可采用肠内营养逐步代替静脉途径,通过鼻胃管或鼻肠管给予每日所需营养。成人每日约需要8368 kJ(2000 kcal)热量和 10 g 氮的供应。有高热、感染、肌张力增高或癫痫时,应酌情增加;④长期留置导尿管可以引起尿路感染,应尽量采用非导尿方法;必须导尿时,严格执行无菌操作,留置时间不宜过长,同时注意会阴部的清洁卫生;⑤促醒的关键在于防治脑水肿和及时解除颅内高压,避免缺氧、高热、癫痫、感染等不良因素对脑组织的进一步伤害。若病情稳定后仍未清醒,可应用神经营养药物,还可行高压氧治疗,以促进清醒。

(2)高热:常见原因为脑干或下丘脑损伤以及呼吸道、尿路或颅内感染等。高热造成脑组织相对性缺氧,加重脑的损害,故须采取积极降温措施。常用的物理降温法有冰帽,或头、颈、腋、腹股沟等处放置冰袋或冰囊,必要时采用冬眠低温疗法。

(3)躁动:患者由安静突然变得躁动不安,常为意识恶化的预兆,提示有颅内血肿或脑水肿可能;意识模糊的患者出现躁动,可能为呼吸道不通畅、疼痛、颅内压增高、尿潴留、体位或环境不适等原因引起,须先寻找其原因然后做相应的处理,慎重使用镇静剂。可给予保护床,肢体适当束缚,以避免意外发生。

(4)蛛网膜下隙出血:有头痛、发热及颈强直等脑膜刺激征表现,可给予解热镇痛药作为对症治疗。伤后 2~3 日当伤情趋于稳定后,为解除头痛,可行腰椎穿刺,放出适量血性脑脊液。受伤早期当颅内血肿不能排除,或颅内压明显增高时,禁忌作腰椎穿刺,以免脑疝形成或加重脑疝。

(5)外伤性癫痫:任何部位脑损伤均可发生癫痫,但以大脑皮质运动区、额叶、顶叶皮质区受损发生率最高。早期(伤后1个月以内)癫痫发作的原因常是颅骨凹陷性骨折、蛛网膜下隙出血、颅内血肿和脑挫裂伤等;晚期癫痫(伤后1个月以上)发作主要由脑瘢痕、脑萎缩、脑内囊肿、蛛网膜炎、感染及异物等引起。癫痫完全控制后,应继续服药1~2年,必须逐渐减量后才能停药,以免病情反复。

(6)消化道出血:下丘脑或脑干损伤可引起应激性溃疡,大量使用皮质激素也可诱发。除了停用激素外,应用质子泵抑制剂静脉注射,必要时输血以补充血容量。

(7)尿崩:为下丘脑受损所致,表现为尿量每日>4000 mL,尿比重<1.005。给予垂体后叶素或醋酸去氨加压素静脉注射、口服或滴鼻;较长时间不愈者,可肌注长效的鞣酸加压素油剂;尿量增多期间,须注意补钾,定时监测血清电解质。

(8)急性神经源性肺水肿:可见于下丘脑和脑干损伤。主要表现为呼吸困难、咳出血性泡沫痰、肺部满布水泡音;血气分析显示PaO_2降低和$PaCO_2$升高。患者应取头高位,双下肢下垂,以减少回心血量;气管切开,以保持呼吸道通畅,吸入经过湿化瓶内95%乙醇的40%~60%浓度的氧,以消除泡沫,最好是用呼吸机辅助呼吸。

五、脑损伤的护理

1.护理评估

(1)术前评估:①健康史及相关因素:患者的年龄、性别、职业;本次受伤的过程,如外力的大小、方向、性质、既往史等,现场急救情况;②身体状况:局部表现:患者头部是否有破损、出血。全身表现:评估患者的意识状态、疼痛性质、瞳孔、肌张力及肌力、感觉、各种生命体征和心肺功能,注意有无颅高压症状、神经功能障碍,是否影响自理能力等;③辅助检查:了解CT、MRI、脑电图等检查结果;④心理和社会支持状况:外伤后可引起应激反应,如焦虑、烦躁、抑郁等。评估患者及家属的心理状况,对疾病及手术治疗方法、结果的了解,对手术和预后有无心理准备和顾虑,以及家属对患者的支持能力和程度。

(2)术后评估:评估手术类型、麻醉方式、术中情况、麻醉后苏醒情况、意识状态、瞳孔、肌力、感觉、生命体征、引流管位置及引流情况、敷料情况及有无并发症的发生。

2.常见护理诊断

(1)颅内压增高:与脑损伤有关。

(2)清理呼吸道低效:与受伤后意识障碍有关。

(3)营养失调:与受伤后高代谢有关。

(4)潜在并发症:颅内再出血、感染、癫痫发作、脑脊液漏、蛛网膜下隙出血及应激性溃疡。

3.护理目标

(1)维持正常颅压,减轻脑组织受损程度。

(2)呼吸道通畅,维持正常血氧饱和度。

(3)维持良好的营养状态。

(4)未发生并发症、预防了并发症、及时发现和处理了并发症。

4.护理措施

(1)减轻脑水肿,防治颅内压增高及脑疝

1)一般护理:全麻未清醒或有休克者取平卧位,头转向一侧,患者清醒后,血压稳定,无恶心、呕吐,可抬高床头 $15°\sim30°$,有利于静脉回流,以减轻颅内水肿。保持呼吸道通畅,给予持续中流量吸氧,以预防和改善脑缺氧。

2)严密观察病情变化:体温、脉搏、呼吸、血压的变化,是反应病情变化的重要指标,如出现血压下降、呼吸深慢、脉搏缓慢等生命体征,多提示为脑疝的早期表现。意识的改变与脑损伤的轻重密切相关,是观察脑外伤的主要表现之一,在护理上通过 GCS 评分来判断意识障碍的程度,为早期诊断治疗提供依据。检查瞳孔的变化,可观察到是否有脑疝的形成,如瞳孔进行性散大,光反射消失,并伴有严重意识障碍和生命体征变化,常是颅内血肿或脑水肿引起脑疝的表现。如出现肢体运动障碍或进行性加重,多为脑组织受压、锥体束受损引起。

3)对抗脑水肿:遵医嘱进行降低颅内压的治疗,如脱水剂应用、激素应用、过度换气、低温治疗等。应用激素治疗时,应观察有无应激性消化道溃疡发生。

4)避免引起颅内压骤然增高的因素:包括躁动、呼吸道梗阻、高热、便秘、癫痫发作等,如发生应及时处理。另外保持引流管通畅,注意引流速度及量,保持引流管适当高度。

(2)呼吸道的护理

1)体位:对颅脑损伤或手术的患者,给予床头抬高 $15°\sim30°$,头偏向一侧,以增加肺部通气量,并可防止胃内容物反流,预防误吸。

2)清理呼吸道:因脑损伤的患者由于咳嗽反射消失,下呼吸道分泌物蓄积,极易出现窒息和坠积性肺炎等并发症。因此在护理上应尤其注意,除应及时吸出痰液外,还应在病情允许的情况下,协助患者翻身叩背,以利于痰液排出,保持呼吸道通畅,减少和预防并发症的发生。

3)开放气道:脑损伤而致昏迷的患者由于舌肌松弛、舌根后坠,易阻塞呼吸道,应抬起下颌或留置口咽通气管,必要时行气管插管或气管切开,同时给予适当的气道湿化,以利于分泌物稀释和排除。

(3)加强营养:早期可采用肠外营养,麻醉结束 $6\sim8$ 小时后,可进流质或半流质食物,昏迷 3 日以上的患者应给予鼻饲。由于患者长期不能进食,消化和吸收功能大大减低,所以应给予高蛋白、高热量、富含维生素、低脂肪、易消化的食物,注入食物的温度不可过高或过低,过高可引起食道和胃黏膜烫伤,过低则引起消化不良性腹泻。定期评估患者的营养状况,随时调整配方和供给量。

(4)并发症的预防、观察及护理

1)再出血:术后 $24\sim48$ 小时要警惕再出血、脑水肿,脑疝的出现,严密观察病情,注意生命体征、瞳孔、四肢活动、反射等变化,早期发现出血、癫痫等先兆,如有异常及时报告医生,遵医嘱进行抢救和治疗。

2)尿路感染的预防:对于昏迷时间长、留置导尿的患者,行会阴护理,防止逆行感染,定时夹闭尿管以训练膀胱功能。

3)褥疮的护理:要定时为患者翻身,在骶尾部和其他骨突出部位应用保护贴,使用气垫床。对于尿失禁或出汗多的患者,要经常更换床单、衣服,保持清洁、干燥。

4)口腔及眼的护理:对长期昏迷、鼻饲患者,应保持口腔清洁、湿润,使患者舒适,预防口腔感染等并发症。对眼睑不能闭合的患者,应涂眼膏或盖凡士林纱布以保护角膜,防止暴露性角膜炎的发生。

5)废用综合征的预防:昏迷或长期卧床患者,由于活动少,容易发生肌腱、韧带退行性改变和肌肉萎缩,关节日久不动也会强直而失去正常功能,所以护理应注意保持肢体的功能位置,给予按摩,进行肢体的被动运动,以促进肢体的血液循环,增加肌肉张力,防止肢体挛缩、关节僵硬,帮助恢复正常功能,也可预防下肢深部静脉血栓的形成。

6)其他并发症的观察和处理:密切观察各种外伤后的并发症,如蛛网膜下隙出血、癫痫、消化道出血等,发生变化及时通知医生处理。

5.护理评价

(1)患者有无颅内高压发生,有无神经功能缺损。

(2)患者呼吸是否平稳,是否有误吸发生。

(3)患者营养状态如何,营养素供给是否保障。

(4)各种并发症是否得到有效预防,病情变化是否及时被发现并得到有效的治疗和护理。

第五节　先天性脑积水的护理

先天性脑积水(congenital hydrocephalus)是指婴幼儿时期由于脑脊液循环通路受阻、脑脊液分泌过多或吸收障碍,使脑脊液大量积聚于脑室系统或者蛛网膜下隙,导致脑室或者蛛网膜下隙扩大,形成头颅扩大、颅内压增高和脑功能障碍。

一、临床表现

1.头颅增大　先天性脑积水多在婴幼儿出生后数周头颅开始变大,也有出生时头颅即大者。临床特点是因颅内压增高引起头颅进行性的异常增大,与周身发育不成比例。患儿前囟扩大且张力增加,其他囟门也可扩大,颅骨骨缝分离,头皮静脉扩张。头颅叩诊呈“破壶音”(Maceen)征。

2.眼部症状　晚期额部向前突出,眶顶受压向下,双眼球下视,眼球向下转,致巩膜上部露白,呈“落日眼”状。

3.颅内压增高症状　早期颅内压增高症状可以不明显,但随着脑积水进展加快时,亦可出现。其症状为反复呕吐,脑退行性变,脑发育障碍,四肢中枢性瘫痪,尤以下肢为重。常伴有智力改变和发育障碍。视神经受压萎缩,可致失明。还可有眼球震颤、惊厥和抽搐等。

颅骨X射线片可见颅腔扩大、头面比例不对称、颅骨菲薄、颅缝分离、前后囟扩大、蝶鞍加深等改变;CT可显示脑室明显扩大、脑皮质变薄;MRI检查能显示脑室和蛛网膜下隙的状态,狭窄部位。

二、处理原则

除了少数经应用利尿剂或脱水剂等非手术治疗或未经治疗可减轻症状、停止发展外,大多数患儿需行手术治疗。手术治疗可分为以下几种:解除脑室梗阻病因手术、建立旁路手术、脑脊液分流术。

三、护理

1.常见护理诊断

(1)有发生意外的危险:与脑积水有关。

(2)潜在并发症:堵管、感染。

2.护理措施

(1)一般护理:脑积水导致功能障碍的患儿,应加强看护,指导患儿不可抓挠伤口。不合作者或小儿患者可给予约束肢体,避免发生意外。

(2)饮食指导:脑室-腹腔分流术后,肛门排气后方可进食流质食物。腹胀常因术后脑脊液对腹腔刺激引起肠蠕动减弱所致,应禁食至肠鸣音恢复正常后方可进食。如无腹泻、腹胀等不良反应,可逐渐过渡到普食。

(3)并发症的预防、观察及护理

1)堵管:术后脑积水的症状缓解一段时间后又加重,复查 CT 显示脑室又扩大;分流管的阀门装置难以按下,或按下后不易再充盈,以上都是堵管的表现,需设法疏通。

2)感染:可出现寒战、高热等急性感染征象,也可出现发热、贫血、脾肿大等慢性菌血症表现,若形成感染,需取出分流管,才能控制感染。

第六节 颅内和椎管内肿瘤的护理

一、颅内肿瘤

颅内肿瘤(intracranial tumors)又称脑肿瘤,可分为原发性颅内肿瘤和继发性颅内肿瘤两种。原发性颅内肿瘤发生于脑组织、脑膜、脑神经、垂体、血管及残余胚胎组织等;继发性肿瘤则是身体其他部位恶性肿瘤转移或侵入颅内的肿瘤。颅内肿瘤可发生于任何年龄,以 20～50 岁多见。

(一)分类

参照 1992 年 WHO 和 1998 年北京神经外科研究所分类方法将颅内肿瘤分类如下。

1.神经上皮组织肿瘤　包括星形细胞瘤、少突胶质细胞瘤、室管膜肿瘤、脉络丛肿瘤、松果体肿瘤、神经节细胞肿瘤、胶质母细胞瘤及髓母细胞瘤。

2.脑膜的肿瘤　包括各类脑膜瘤、脑膜肉瘤。

3.神经鞘细胞肿瘤　包括神经鞘瘤、恶性神经鞘瘤、神经纤维瘤及恶性神经纤维瘤。

4.垂体前叶肿瘤　包括嫌色性腺瘤、嗜酸性腺瘤、嗜碱性腺瘤及混合性腺瘤。近年来根据有无内分泌功能分为功能性和非功能性肿瘤。

5.先天性肿瘤　包括颅咽管瘤、上皮样囊肿、三脑室黏液囊肿、畸胎瘤、肠源性囊肿及神经错构瘤等。

6.血管性肿瘤　包括血管网状细胞瘤(又称血管母细胞瘤)。

7.转移性肿瘤。

8.邻近组织侵入到颅内的肿瘤　包括颈静脉球瘤、圆柱细胞瘤、软骨及软骨肉瘤、鼻咽癌、中耳癌等侵入颅内的肿瘤。

9.未分类的肿瘤。

(二)临床表现

1.颅内压增高的症状和体征　主要包括头痛、呕吐、视神经乳头水肿,也称为颅内压增高三主征。

(1)头痛:头痛程度随病情进展可逐渐加剧,有时呈逐渐加剧的间歇性头痛。后颅窝肿瘤可致颈枕部疼痛并向眼眶放射,婴幼儿因颅缝未闭或颅缝分开可无明显头痛,老年人因脑萎缩、反应迟钝等因素头痛症状可较晚出现。

(2)视神经乳头水肿:是颅内压增高的客观体征。中线部位、幕下的肿瘤视神经乳头水肿出现早,幕上良性肿瘤出现晚,有部分患者可无视神经乳头水肿。

(3)呕吐:幕下肿瘤由于呕吐中枢、前庭、迷走神经受到刺激,呕吐出现较早且很严重,呕吐多呈喷射性,伴有恶心。

(4)生命体征变化:中度与重度颅内压增高时,常引起呼吸、脉搏减慢,血压升高。

除以上症状和体征外,还可出现视力减退、复视、一过性黑朦、猝倒、头晕、意识模糊、烦躁不安或淡漠,可发生癫痫,甚至昏迷,症状可呈进行性加重。当颅内肿瘤囊性变或卒中时,可出现急性颅内压增高症状。

2. 局灶性症状和体征 局灶性症状是指颅内肿瘤引起的局部神经功能紊乱。包括两种类型:一类是刺激性症状,另一类是正常脑组织受到挤压和破坏而导致的功能丧失。最早出现的局灶性症状具有定位意义,因为首发症状或体征表明了脑组织首先受到肿瘤损害的部位。

(1)大脑半球肿瘤的临床表现:大脑半球肿瘤主要为各种胶质细胞瘤,其次为脑膜瘤和转移癌等。不同部位肿瘤可产生不同定位症状和体征,常有以下表现。①精神症状:常见于额叶肿瘤;②癫痫发作:以颞叶、额叶、顶叶肿瘤多见;③感觉障碍:以顶叶多见;④运动障碍:以大脑皮质运动区至支配脊髓前角的锥体束多见;⑤失语症:见于优势大脑半球肿瘤;⑥视野损害:见于枕叶及颞叶深部肿瘤。

(2)鞍区肿瘤的临床表现:①早期就表现出内分泌功能紊乱及视力、视野改变,随着病程进展而表现不同;②眼底检查可见视神经萎缩;③内分泌功能紊乱:泌乳素(PRL)分泌过多,女性以停经、泌乳和不育为主要表现,男性则出现性功能减退;生长激素(GH)分泌过高,在成人表现为肢端肥大症,在儿童表现为巨人症;促肾上腺皮质激素(ACTH)分泌过多可导致库欣(Cushing)综合征。

(3)松果体区肿瘤的临床表现:由于位于中脑导水管附近,易引起脑脊液循环障碍,故较早出现颅内压增高症状。

(4)颅后窝肿瘤的临床表现:①小脑半球肿瘤:主要为患侧肢体协调动作障碍、爆破性语言、眼球震颤、同侧肌张力减低、腱反射迟钝、易向患侧倾倒等;②小脑蚓部肿瘤:主要为步态不稳、行走不能、站立时向后倾倒。如肿瘤阻塞第四脑室,早期即有脑积水及颅内压增高表现;③脑桥小脑角肿瘤:主要为眩晕、患侧耳鸣及进行性听力减退、患侧第Ⅴ和第Ⅶ脑神经麻痹症状及眼球震颤等体征,晚期有第Ⅸ、Ⅹ、Ⅺ等后组脑神经麻痹及颅内压增高症状。

(三)处理原则

1. 降低颅内压 降低颅内压在颅内肿瘤治疗中处于十分重要的地位,临床上方法主要有脱水治疗、脑脊液引流及为防止颅内压增高而采用的综合治疗措施。

2. 手术治疗 手术切除是治疗颅内肿瘤最直接、最有效的方法。手术方法包括以下几种:①肿瘤切除;②内减压术;③外减压术;④脑脊液分流术。

3. 放射治疗 当颅内肿瘤在重要功能区或部位深不宜手术者,或患者全身情况不允许手术切除及对放射治疗较敏感的颅内肿瘤患者,可采用放射治疗。

4. 化学治疗 化学治疗在颅内肿瘤的综合治疗中是重要的治疗方法之一。中枢神经系统肿瘤与颅外肿瘤差异较大,在化疗方面选用能通过血脑屏障、对中枢神经无毒性、在血液及脑脊液中能维持较长时间高浓度的药物,其药物具有脂溶性高、分子量小和非离子化的特点。

5.基因药物治疗 目前正处于临床研究阶段。

(四)护理

1.护理评估

(1)术前评估:①健康史及相关因素:患者的年龄、性别、职业。本次发病的特点和经过、有无诱发因素、伴发症状及遗传倾向;②身体状况:评估患者的意识状态、疼痛性质、瞳孔、肌张力及肌力、感觉、各种反射、生命体征、各种化验报告、手术部位、皮肤有无化脓性病灶、营养状况、心肺功能、女性患者月经来潮日期等。注意患者有无颅内高压症状、有无神经功能障碍、是否影响自理能力;③辅助检查:了解头颅 CT、MRI、脑电图等检查结果;④心理和社会支持状况:疼痛、神经功能障碍等症状可引起患者焦虑、烦躁、抑郁等心理反应;评估患者及家属的心理状况,对疾病及手术治疗方法、结果的了解,对手术有无心理准备和顾虑。

(2)术后评估:评估手术类型、麻醉方式、术中情况、麻醉后苏醒情况、意识状态、瞳孔、肌力、感觉、生命体征、引流管位置及引流情况、敷料情况及有无并发症的发生。

2.常见护理诊断

(1)颅内压增高:与颅内占位病变、脑组织水肿有关。

(2)疼痛:与开颅手术有关。

(3)焦虑:与缺乏疾病知识,担心预后有关。

(4)潜在并发症:颅内出血、癫痫发作、尿崩症、脑脊液漏及应激性消化道溃疡。

3.护理目标

(1)维持正常颅压,减轻脑组织受损程度。

(2)疼痛减轻或消失。

(3)减轻焦虑。

(4)未发生并发症、并发症被及时发现和处理。

4.护理措施

(1)降低颅内压,维持正常脑组织灌注

1)全麻未清醒或休克者取平卧位,头转向一侧,患者清醒后,血压平稳,无恶心、呕吐时,可抬高床头 15°~30°,有利于静脉回流,以减轻颅内水肿;保持呼吸道通畅,给予持续中流量吸氧,吸氧可以预防和改善脑缺氧。

2)全麻清醒 6~8 小时后,可进流质或半流质食物,应给予高蛋白、高热量、富含维生素、易消化食物,不能进食者给予鼻饲;严格控制输液速度和水分摄入量,输液量每天不超过2000 mL,同时控制饮水量,防止水钠潴留。

3)保持引流管通畅,注意引流的速度及量,保持引流管适当高度。

(2)减轻疼痛:应用降颅压药物,有效降低颅压,必要时遵医嘱应用止痛药物,做好相应的护理和病情观察。

(3)减轻焦虑:加强护患沟通,耐心解释疾病的相关知识,做好术前和术后健康教育,使其减轻心理负担并积极配合治疗。

(4)针对不同疾病的特点,做好病情观察:①对于垂体瘤术后患者要注意观察其有无视力、视野改变,高热,多饮、多尿现象出现,有无垂体功能低下发生;②对于桥小脑角病变术后的患者,注意观察其有无末组颅神经受损表现,有无呛咳、喉头水肿、声音嘶哑,要预防误吸和窒息的发生。如有面神经瘫痪及末组颅神经受累的表现,进食时应取侧卧位,速度适宜,食物温度应保持在 38～40 ℃,进食后保持口腔清洁。如对眼睑闭合不全者,注意保护眼角膜,可涂眼药膏并加盖眼罩,以预防暴露性角膜炎的发生。

(5)并发症的预防、观察及护理

1)出血:术后 24～48 小时要警惕再出血、脑水肿、脑疝的出现,严密观察病情,注意观察生命体征,瞳孔大小及对光反射,四肢活动及各种神经反射的改变、引流液颜色、性质、量,减压窗张力等变化,发现早期出血征象,应及时报告医生,遵医嘱进行抢救和治疗。

2)感染:颅脑手术后的感染,常见有切口感染、脑膜脑炎及肺部感染。切口感染多在术后3～5 日发生;脑膜脑炎常因切口感染伴脑脊液外漏而导致颅内感染,表现为术后 3～4 日外科热消退之后,再次出现体温持续升高,同时伴有头痛、呕吐、意识障碍、脑膜激惹征阳性等;肺部感染一般多在一周左右出现,常发生于意识不清、全身状态较差的患者,如未能及时控制,可因高热及呼吸功能障碍而加重脑水肿。

3)中枢性高热:系由下丘脑、脑干病变或损害所引起,导致体温调节中枢功能紊乱,临床以高热多见,并于术后 48 小时内出现,应积极行物理降温,必要时可采用冬眠低温疗法。

4)胃出血:主要见于下丘脑、三脑室前部、四脑室和累及脑干的手术,由于自主神经功能紊乱,上消化道血管痉挛,致胃黏膜糜烂而出血。患者可出现呕吐大量咖啡色胃内容物、呃逆、腹胀及黑便等症状,出血量多时可发生休克。护理上应立即安置胃管行胃肠减压,严密观察病情变化,定时测量生命体征,并注意观察引流物、呕吐物及大便的次数、量、颜色,观察尿量及四肢温度。

5)癫痫发作:多发生于术后脑水肿反应较重的患者,由于脑组织缺氧及皮层运动区受激惹所致。癫痫发作时,迅速解开衣领、衣扣、腰带,取出活动义齿,头偏向一侧,保持呼吸道通畅,吸氧。对抽搐肢体不能用暴力按压,要上好床挡以防坠床,按医嘱应用抗癫痫药物。

5. 护理评价

(1)患者有无颅内压增高的发生,有无神经功能缺损。

(2)患者有无疼痛,是否舒适。

(3)患者情绪是否稳定,有无焦虑、烦躁发生。

(4)各种并发症是否得到有效预防,病情变化是否及时发现并得到有效的治疗和护理。

二、椎管内肿瘤

椎管内肿瘤(intraspinal tumor)是指生长于脊髓本身及椎管内与脊髓相邻组织如神经根、硬脊膜、血管、脂肪组织及胚胎残余组织等的原发性或转移性肿瘤的统称,又称为脊髓肿瘤。脊髓肿瘤好发于髓外,可见于脊髓的任何节段,但以胸段最多,发病率约占一半,颈段发病率占 1/4,其余为腰骶段和马尾脊髓肿瘤。本病可发生于任何年龄,最多见于 20～50 岁的成人。

(一)分类

1. 按肿瘤的部位分类　根据椎管内肿瘤与脊柱水平部位的关系分为颈段、胸段、腰段及马尾部椎管内肿瘤。

2. 按肿瘤的性质分类　按椎管内肿瘤的性质与组织学来源分为良性肿瘤与恶性肿瘤。

良性肿瘤包括神经鞘瘤脊膜瘤、血管瘤、皮样囊肿、表皮样囊肿、脂肪瘤及畸胎瘤等。恶性肿瘤包括胶质瘤、转移性椎管内肿瘤等。

3.按肿瘤与周边组织的关系分类　根据椎管内肿瘤与硬脊膜、脊髓的关系分为三类：硬脊膜外肿瘤、髓外硬脊膜下肿瘤、髓内肿瘤。髓外硬脊膜下肿瘤较常见，占脊髓肿瘤的65％～70％，绝大部分为良性，手术切除效果良好。常见的有神经纤维瘤、脊膜瘤。

（二）临床表现

脊髓位于椎管内，当发生肿瘤时，由于椎管本身无扩张性，很容易造成对神经根的刺激与脊髓的损害，而出现相应的神经系统症状，通常可分为以下三个时期：

1.刺激期　是疾病的初期，此期肿瘤较小，主要表现为相应结构的刺激症状。此期特点是神经根性疼痛或感觉异常、蚁行感、刺痛、灼痛等，患者可出现夜间疼痛或平卧痛。这也是椎管内肿瘤特征性表现之一。

2.脊髓部分受压期　脊髓受到挤压而进行性出现脊髓传导束受压的表现。典型体征为脊髓半切综合征，表现为病变节段以下，同侧上运动神经元性瘫痪及触觉深感觉的减退，对侧病变平面2～3个节段以下的痛温觉丧失，双侧触觉正常或减退。

3.脊髓瘫痪期　肿瘤后期直至最终出现完全性截瘫，表现为在肿瘤平面以下深浅感觉障碍，自主神经功能障碍如括约肌功能障碍，可能出现皮肤营养不良征象，容易发生骶尾部褥疮。

脊髓MRI是诊断椎管内肿瘤的重要辅助检查方法，能从矢状位、冠状位和轴位三个方向立体观察病变部位，进行精确定位，还能区分病变与脊髓、神经、椎骨的关系。

（三）处理原则

1.手术治疗　椎管内肿瘤目前唯一有效的治疗手段是手术切除。椎管内肿瘤尤其是髓外硬脊膜下肿瘤属良性肿瘤，一旦诊断定位明确，应尽早手术切除，多能恢复健康。

2.放射治疗　凡属恶性肿瘤在术后均应进行放疗，多能提高治疗效果。

（四）护理

1.常见护理诊断

（1）疼痛：与肿瘤压迫、刺激神经根有关。

（2）潜在并发症：出血、坠积性肺炎、低效性呼吸、褥疮、废用综合征及肠麻痹。

2.护理措施

（1）减轻疼痛：协助患者采取合适体位，减少不必要的搬动，以减轻对神经根的刺激。必要时，遵医嘱应用止痛药或镇痛泵，并做好相应的护理和病情观察。

（2）并发症的预防、观察及护理：严密观察病情变化，麻醉清醒后如患者出现背部及四肢疼痛难忍、感觉障碍平面上升、四肢肌力下降等，提示有可能出现术后血肿及水肿。高位颈髓肿瘤患者术后应佩戴颈托固定，严密观察呼吸形态，监测血氧饱和度变化，保持呼吸道通畅，防止发生窒息、呼吸骤停，防止肺部感染。术后卧硬板床，保持床垫的清洁、干燥、平整；每2小时翻身1次，防止发生褥疮；翻身时采用轴式翻身法，使头、颈、脊柱呈一条直线。对大便失禁的患者要保持局部干燥、清洁。对肢体功能障碍的患者，为预防肢体挛缩畸形，术后应早期进行肢体功能锻炼。椎管内肿瘤患者术后常引起胃肠功能紊乱、延缓性胃肠麻痹，对腹胀严重者，可行肛管排气。

参考文献

[1]张青云,孟芬,王晓丽,等.现代护理基础与临床实践[M].长春,吉林大学出版社,2019.

[2]李娟娟,向美芹,吴爱兰,等.护理基础操作与临床应用[M].武汉,湖北科学技术出版社,2019.

[3]刘丽,陈豪,王秀云,等.护理操作实践与临床指导[M].长春,吉林大学出版社,2019.

[4]骆瑞红.整体性护理模式对急性支气管肺炎患儿服药依从性及预后的影响分析[J].中国药物与临床,2019(08):1386-1387.

[5]刘小晨,齐方梅,胡华,等.实用临床护理学精要[M].长春,吉林科学技术出版社,2018.

[6]任维花,周琦,程燕玲,等.实用临床护理技能基础与临床实践[M].长春,吉林科学技术出版社,2017.

[7]李晓娇,武琳琳.精准护理在轻度妊娠期高血压患者中的应用及对妊娠结局的影响[J].贵州医药,2019(01):156-158.

[8]张霞,任允,刘茂菊,等.新编临床全科护理技术[M].长春,吉林科学技术出版社,2018.

[9]印兴美,李金鹏,安永莲,等.新编临床专科护理学[M].长春,吉林大学出版社,2019.

[10]吴海静,符鸿香,王绥燕.急性肠胃炎患者优质护理的临床应用效果探析[J].结直肠肛门外科,2018(S1):138-140.

[11]付虹,候丽雯,候雨萌,等.临床护理理论与操作规范[M].长春,吉林科学技术出版社,2017.

[12]徐丽,肖瑾.延续护理对维持性血液透析患者自我管理行为和生活质量的影响[J].中国医学装备,2018(05):128-130.

[13]盛利,韩翠香,韩笑,等.新编临床护理学[M].长春,吉林科学技术出版社,2018.

[14]佘晓佳,吴国栋,林慧洁,覃金燕.优化肺癌化疗临床路径的综合护理模式临床应用研究[J].黑龙江医学,2016.

[15]王焕勤,李红,刘春霞,等.护理操作技术与临床实践[M].南昌,江西科学技术出版社,2018.

[16]周广红,赵冬梅,聂海英,等.新编临床护理应用[M].长春,吉林科学技术出版社,2018.

[17]赵艳,张研红,刘鹭燕,等.高龄经产妇的妊娠结局分析及护理对策探讨[J].中国生育健康杂志,2019(02):131+134.

[18]王楠,杨淑侠,张桂香,等.新编临床护理学精要[M].武汉,湖北科学技术出版社,2018.

[19]潘洋.护理干预在体外冲击波碎石治疗尿路结石中的应用效果评价[J].实用临床护理学电子杂志,2019(40):88+98.

［20］李文锦,袁丽,聂海英,等. 新编护理理论与临床实践［M］.长春,吉林科学技术出版社,2018.

［21］妊娠期糖尿病护理的方法和效果探讨［J］.姜开莲.糖尿病新世界,2018(07):3-4.

［22］耿雪峰,朱薇莹,胡瑞霞,等. 新编临床护理技术［M］.长春,吉林大学出版社,2019.

［23］王燕.强化护理干预对冠心病合并慢性心力衰竭患者心理状态及生存质量的影响［J］.中国医药指南,2019(11):282-283.

［24］时春华,潘红霞,焦品莲,等. 新编临床护理学理论与操作［M］.长春,吉林科学技术出版社,2017.

［25］胡燕,崔真,张瑞霞,等. 新编临床专科护理技能［M］.长春,吉林大学出版社,2019.